Ulrike Richter

Fahrschule *Ernährung*

Ulrike Richter

Fahrschule *Ernährung*

Genussvoll die eigene Gesundheit steuern

Verlag Freies Geistesleben

1. Auflage 2011
Verlag Freies Geistesleben
Landhausstraße 82, 70190 Stuttgart
www.geistesleben.com

ISBN 978-3-7725-2527-8

© 2011 Verlag Freies Geistesleben
& Urachhaus GmbH, Stuttgart
Umschlagfoto: Charlotte Fischer (mit Dank an das «Stuttgarter Früchtle»)
Fotos: Charlotte Fischer (Seite 8); Ulrike Richter (Seite 17, 57, 156, 186
und alle Bilder im Rezeptteil); Deutsche Stiftung Denkmalschutz,
Barbara Staubach (Seite 106); alle anderen Bilder iStockphoto
Umschlag & Layout: Maria A. Kafitz
Satz: Bianca Bonfert
Druck: Egedsa, Sabadell / Printed in Spain

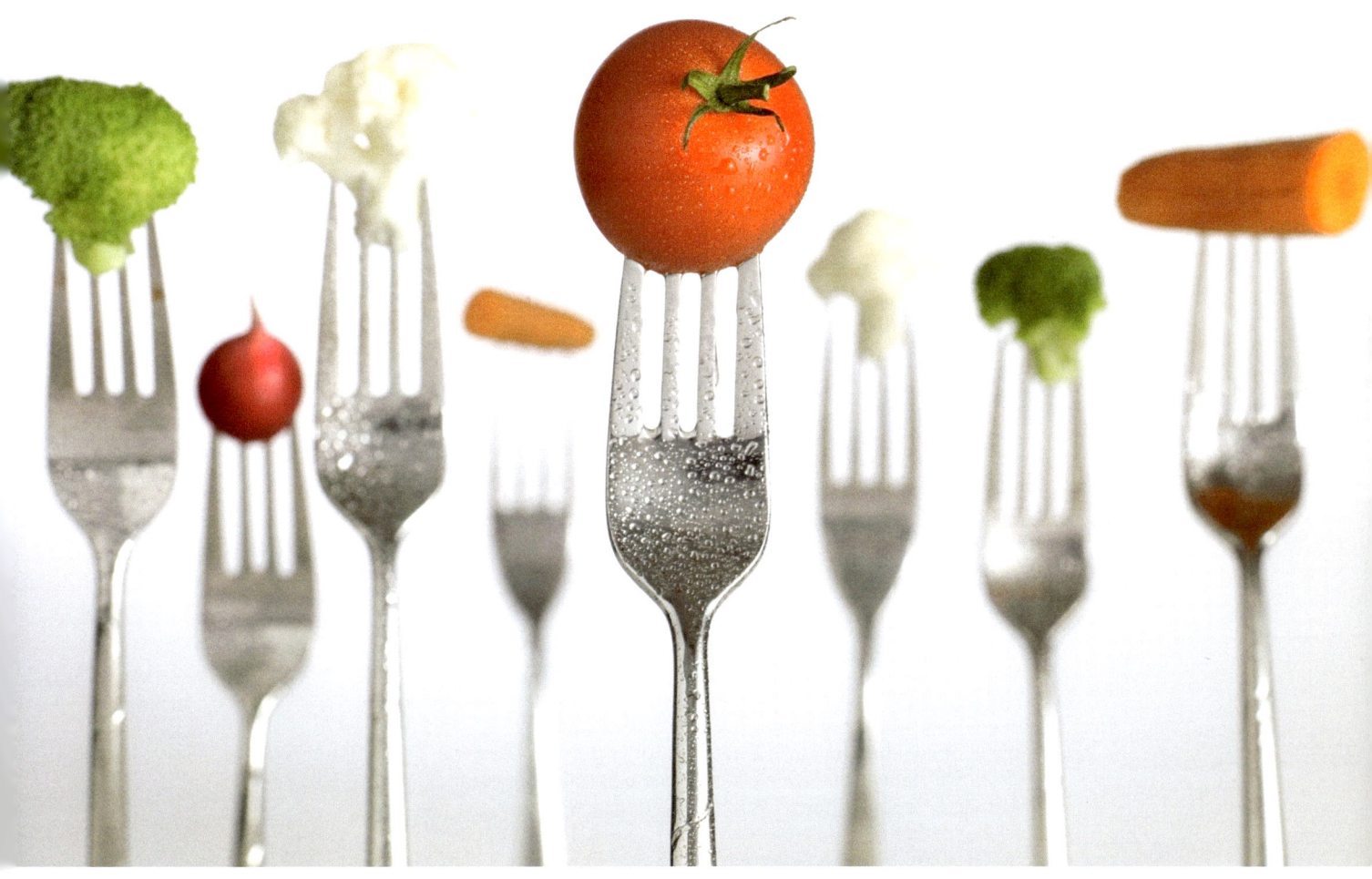

Inhalt

Praxis

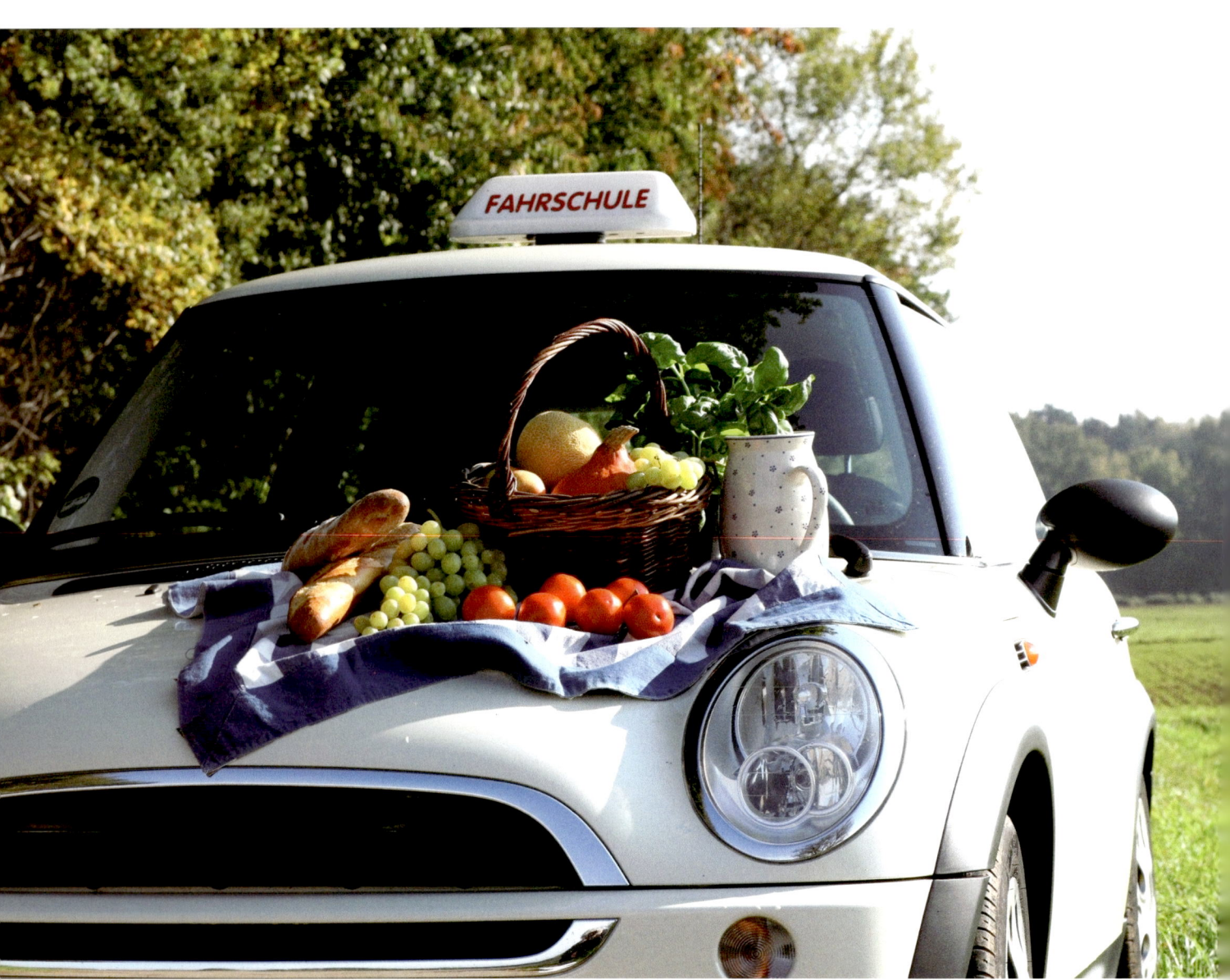

Einleitung

Fahrschule Ernährung – was ist das für ein merkwürdiger Titel für einen Ernährungsratgeber? Was hat eine *Fahrschule* mit der Lebensführung zu tun?

Der Ursprungsgedanke war: In einer Fahrschule lernt ein Mensch Selbstkontrolle und Verantwortung *für sich und andere*. Er manövriert ein schweres Gewicht bei zunehmender Geschwindigkeit. Ohne Regeln und funktionierende Infrastruktur ist jede Fahrt aber schnell zu Ende.

Den Grundstock bildet die Theorie: Symbole deuten, Regeln pauken, sich mit der Materie an sich auseinandersetzen. Der Blick für die soziale Verantwortung wird geschärft: Rücksicht nehmen, vor allem auf die Schwachen, die Kinder und die alten Menschen, heißt es immer wieder. Das Umfeld wird betrachtet – immerhin ist man nicht allein unterwegs, auch wenn man hinter seinen Schaltwerkzeugen oft allein sitzt. Und vorausschauendes Denken ist Pflicht. Immer – und aus immer neuen Blickwinkeln wird dem unbedarften Anfänger zunächst das Augenmerk geschärft und ihm werden alle Grundlagen erklärt.

Erst später geht es an die Praxis. Auch hier sind es die kleinen Schritte, die gewissenhaft geübt werden. Zunächst heißt es: einparken. Der Blick in den Rückspiegel ist nicht nur wichtig, um zu erkennen, was sich von hinten anbahnt; der Blick zurück gibt auch gründliche Übersicht. Auch die Seitenspiegel sollten regelmäßig kontrolliert werden. Es tummelt sich viel auf den breiten Bahnen unserer Zeit. Und es rasen auch viele Chaoten und rücksichtslose Egoisten an uns vorbei, mit denen man besser nicht kollidieren sollte.

Wer sich selbst auf die Piste wagt, hat während der Lehrzeit seinen Trainer an der Seite. Der Fahrlehrer gibt wichtige Tipps und sorgt dafür, dass es zügig vorangeht.

Theorie und Praxis werden schließlich gewissenhaft geprüft. Wer die Fahrschule bestanden hat, hat Grundlagen gelernt und Sicherheit erworben. Fortan soll er sicher, gesund und munter an seinen Zielen ankommen.

Was hat nun eine Fahrschule mit Ernährung zu tun?

Sind Ihnen die Parallelen deutlich geworden? Es ist die Art der Disziplin, die sowohl zur Fahrtauglichkeit im Verkehr als auch zur unabhängigen Lebensführung führen soll. Das Vermehren von Wissen und regelmäßige Übungen gilt es zu bewerkstelligen, will man seinen Körper durch ein vitales Leben manövrieren.

Diese Arbeit nimmt einem in Wirklichkeit nämlich niemand ab, auch wenn in unserer modernen Gesellschaft an jeder Ecke ein Heilsversprecher lauert, der genau das von sich behauptet. Wer nicht gerade über ein fürstliches Einkommen verfügt, sollte sich auch in der heutigen Industriegesellschaft besser selbst versorgen. Guter Rat ist nämlich *nicht teuer*, der Luxus einer gesunden Vollverpflegung meist allerdings schon. Entweder man bezahlt in bar oder sehr oft mit der körperlichen und geistigen Gesundheit.

Theorie und Praxis wollen gelernt sein. Umsicht und Verantwortung sind maßgebliche Säulen – zunächst für die eigene Gesundheit, aber auch für Kinder und Angehörige, die versorgt sein wollen.

Leider gibt es keine reale *Fahrschule für Ernährung* – es gibt sie nicht mehr!

Es bleibt dem Zufall und der Eigenverantwortung überlassen, ob, wann und wie ein Mensch in der modernen Industriegesellschaft sein Wohlbefinden selbst lenken kann und will. Gerade in Ernährungsfragen gibt es zigfache Möglichkeiten und Spielräume für mehr oder weniger gesunde Lösungen.

10

Grundsätzlich aber bleibt eine Tatsache: Spätestens mit der Familiengründung entsteht ein Haushalt – und dieser will geführt sein. Grob gesehen, spaltet sich die moderne Industrienation jetzt in drei Grundtypen, die ganz unterschiedlich an die Aufgaben der Haushaltsführung herangehen:

- Entweder ein Mensch hat schon von Kindesbeinen an in der Küche gewerkelt und von seiner Herkunftsfamilie das Einkaufen, Wirtschaften und Kochen gelernt (denn in den Schulen ist der entsprechende Unterricht selten und dafür in der Regel begrenzt);
- oder ein Mensch ist aus eigenem Antrieb motiviert und lernt die Kunst des Kochens autodidaktisch oder mithilfe der vielen Kochkurs-Angebote;
- oder er lässt kochen – hat eine Haushaltskraft, isst in Kantinen, nutzt das vielseitige Außer-Haus-Angebot oder bedient sich des wachsenden Halbfertig- und Fertignahrungsmittel-Angebots in den modernen Supermärkten.

Um die Fahrschulidee aufzugreifen, könnte man an dieser Stelle kontern: Wer mit öffentlichen Verkehrsmitteln unterwegs ist, braucht auch keinen Führerschein, um sicher ans Ziel zu kommen. – Genau an dieser Stelle kommt unser Vergleich auch etwas ins Hinken. Ein Auto ist nämlich lange nicht so kompliziert wie der menschliche Körper. Wer bei der Ernährung das Steuer aus der Hand gibt, erlebt leider so manche Geisterfahrt oder landet sogar im Graben. Bevor Sie also das Steuer für Ihre Ernährung aus der Hand geben, sollten Sie daher die Kompetenz derer überprüfen, die Sie mit Kost versorgen.

Zugegebenermaßen ist genau diese Überprüfung selbst in einem ausgeklügelten sozialen Gesundheitswesen nicht immer gewährleistet (es sei denn, Sie haben das Geld und die Küchenleitung für eine gesunde private Vollversorgung). – Bleibt die Alternative: Sie lenken die Geschicke für Ihre Gesundheit wieder selbst.

Holen Sie sich Ihre Fahrerlaubnis für eine gelungene Reise durch die wunderbare Welt der Ernährung, indem Sie durch Theorie und Praxis mehr Sicherheit, Genuss und damit Freude erreichen.

Ihre Ulrike Richter

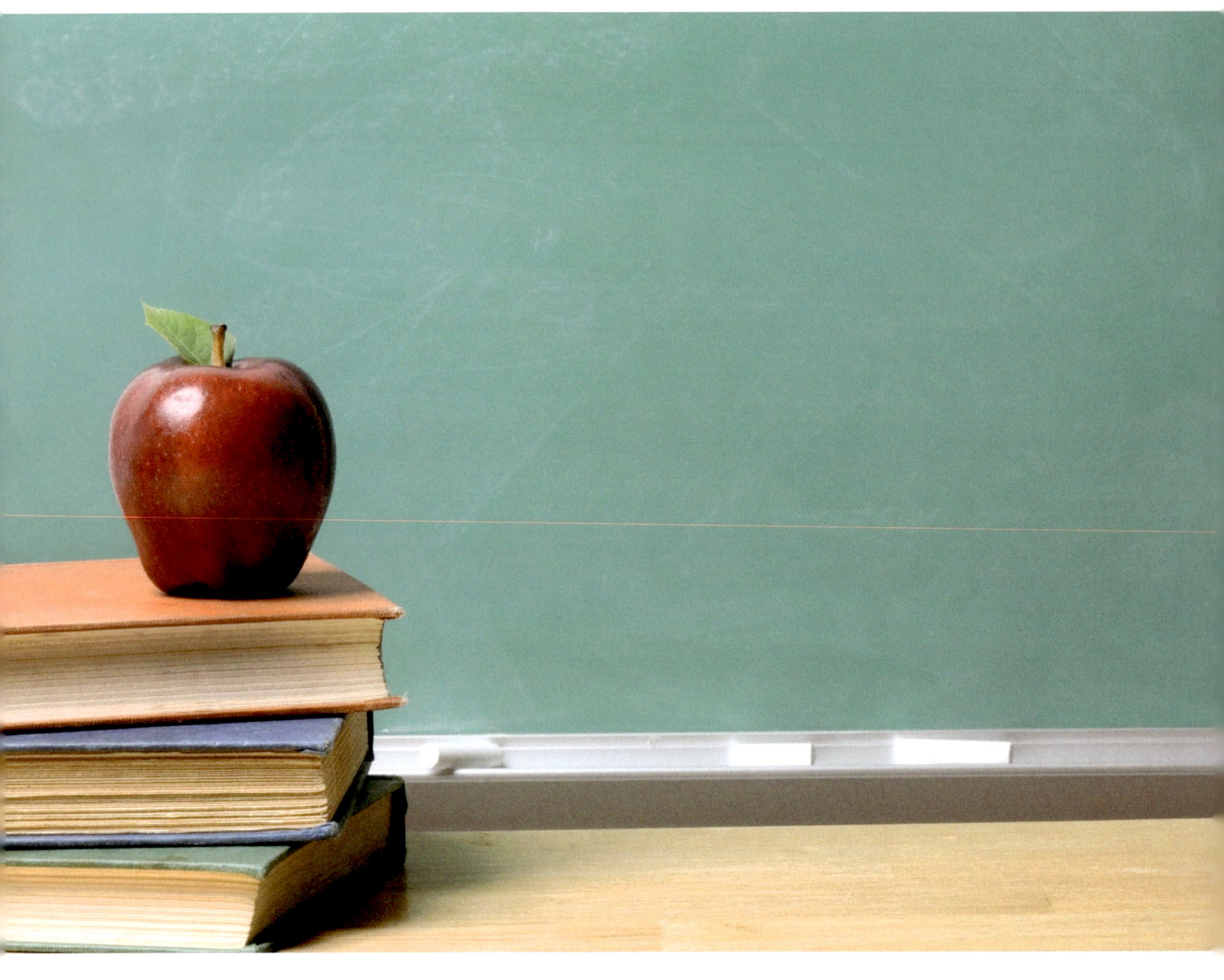

Theorie

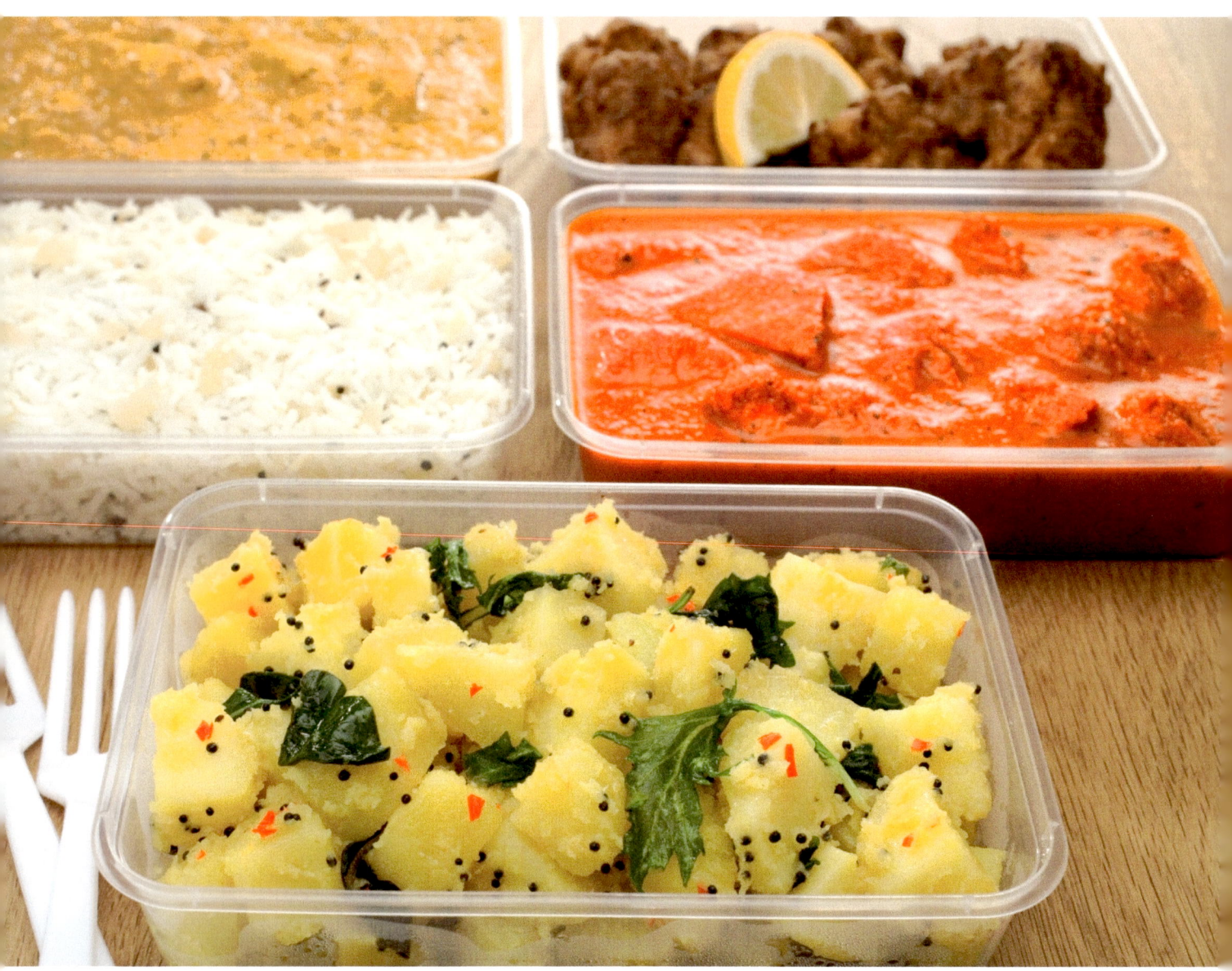

Der heimische *Herd* wurde mobil

Als Eva den Apfel pflückte …

… ging sie einer Laune nach – sie wurde vom Genuss gelockt, von einer Portion Neugier verführt. Eva pflückte, naschte und – sie musste die Konsequenzen tragen. Vorbei war es mit den paradiesischen Zuständen.

Nach der Vertreibung, so schildert es die Bibel, hatte der Mensch zunächst alle Hände voll damit zu tun, sich das tägliche Essen zu organisieren:

> Im Schweiße deines Angesichts / sollst du dein Brot essen /
> bis du zurückkehrst zum Ackerboden; / von ihm bist du ja genommen …
> *Erstes Buch Mose, Genesis 3/19*

Doch der Mensch wäre nicht Mensch, wenn er nicht alles daransetzen würde, Bequemlichkeit und Luxus anzustreben und damit verbunden auch so viel Kapital wie möglich aus seinem Tagwerk zu erzielen. Und beim Geld hört ja bekanntlich jede Freundschaft auf – erst recht eine zu Menschen, die man gar nicht kennt: zu Kunden von Konzernen beispielsweise.

Skrupellos werden mit Lebensmitteln Geschäfte gemacht. Verdorbene oder mit Giften behandelte Nahrungsmittel kommen in den Handel und sind vom Anbau bis zum Verzehr für jeden, der intensiven Kontakt damit hat, eine potenzielle Gefahr für die Gesundheit. – Dabei sollen es doch «Mittel zum Leben» sein!

Warnungen vor erhöhten Pestizidkonzentrationen und Nitraten gibt es genug, auch zum Thema Radioaktivität gibt es alljährlich Publikationen in sämtlichen Medien, z. B. über noch immer verstrahlte Waldpilze seit dem Reaktorunfall in Tschernobyl.

Alle Warnungen und Hinweise stören das Kaufverhalten aber anscheinend ja wenig. Oder doch?

Der Bioboom hält an – der Wunsch nach gesunden Nahrungsmitteln, die unter sozial verträglichen Bedingungen erzeugt wurden, expandiert. Und genau hier befindet sich der Spannungsbogen zwischen Qualität und Quantität, den jeder tagtäglich erlebt, ohne ihn bewusst zu leben: Im Discounter stehen wir vor überfüllten Regalen, können essen, was wir wollen. Aber was wollen wir essen?

– Wir sitzen vor vollen Tellern und nörgeln am Essen.
– Wir haben genügend Geld, uns täglich mindestens drei Mahlzeiten zu gönnen, und stehen lustlos in der Küche.
– Wir essen aus Lust und Frust und nicht, weil wir hungrig sind.
– Wir essen allein.
– Wir wollen uns gesund ernähren, dennoch steigen die Zivilisationskrankheiten rapide an.

Für ungefähr die Hälfte aller Bundesbürger tickt eine gefährliche Zeitbombe im täglichen Essen. Wer die Gefahr bereits im Nacken spürt, blickt mit gequältem Blick auf die Waage oder die Blutwerte und leidet an jedem Bissen, anstatt ihn zu genießen.

Was ist los im Land, in dem Milch und Honig fließen? Ein vorsichtiger Blick auf manchen Teller und über den Tellerrand hinaus soll Antworten geben.

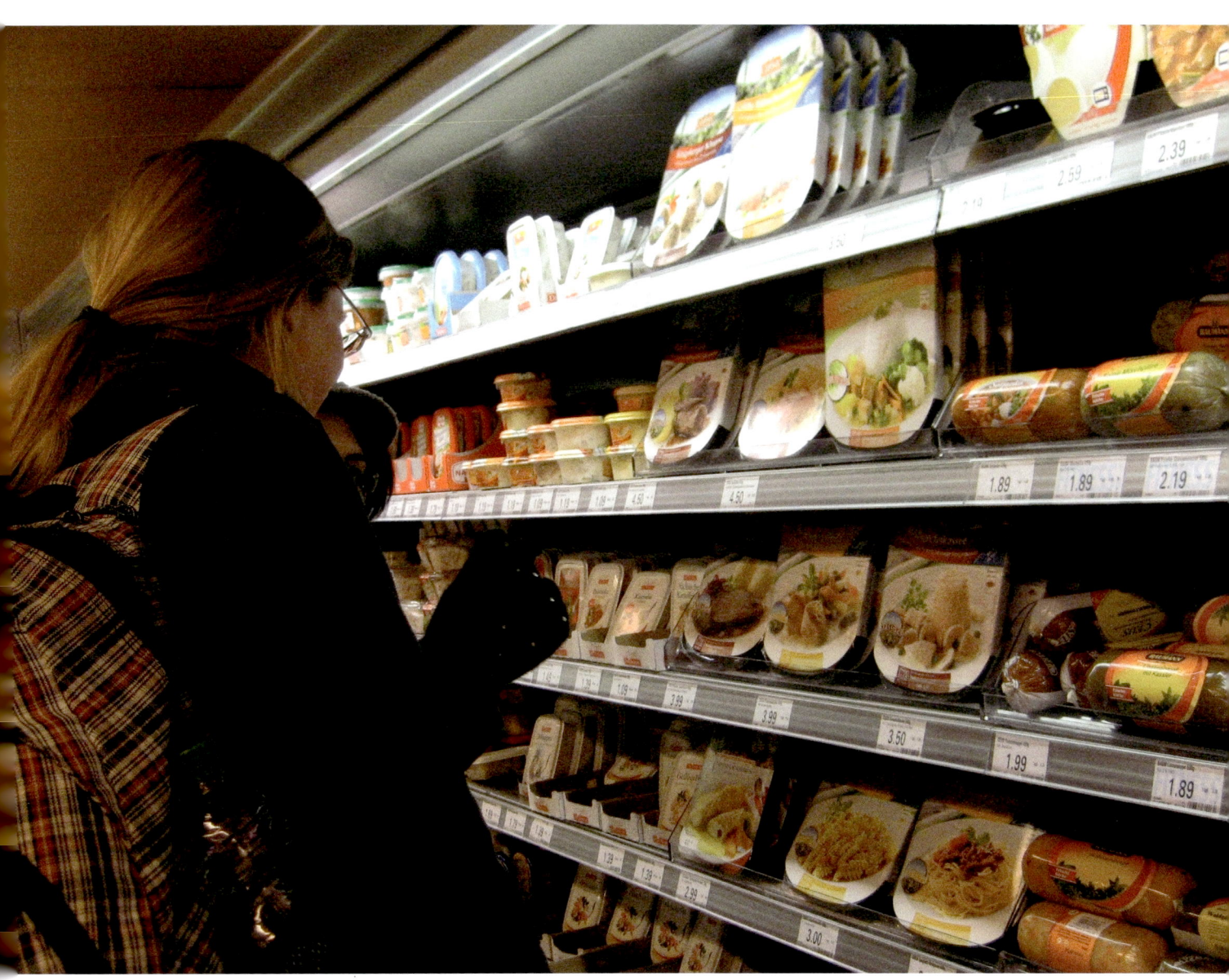

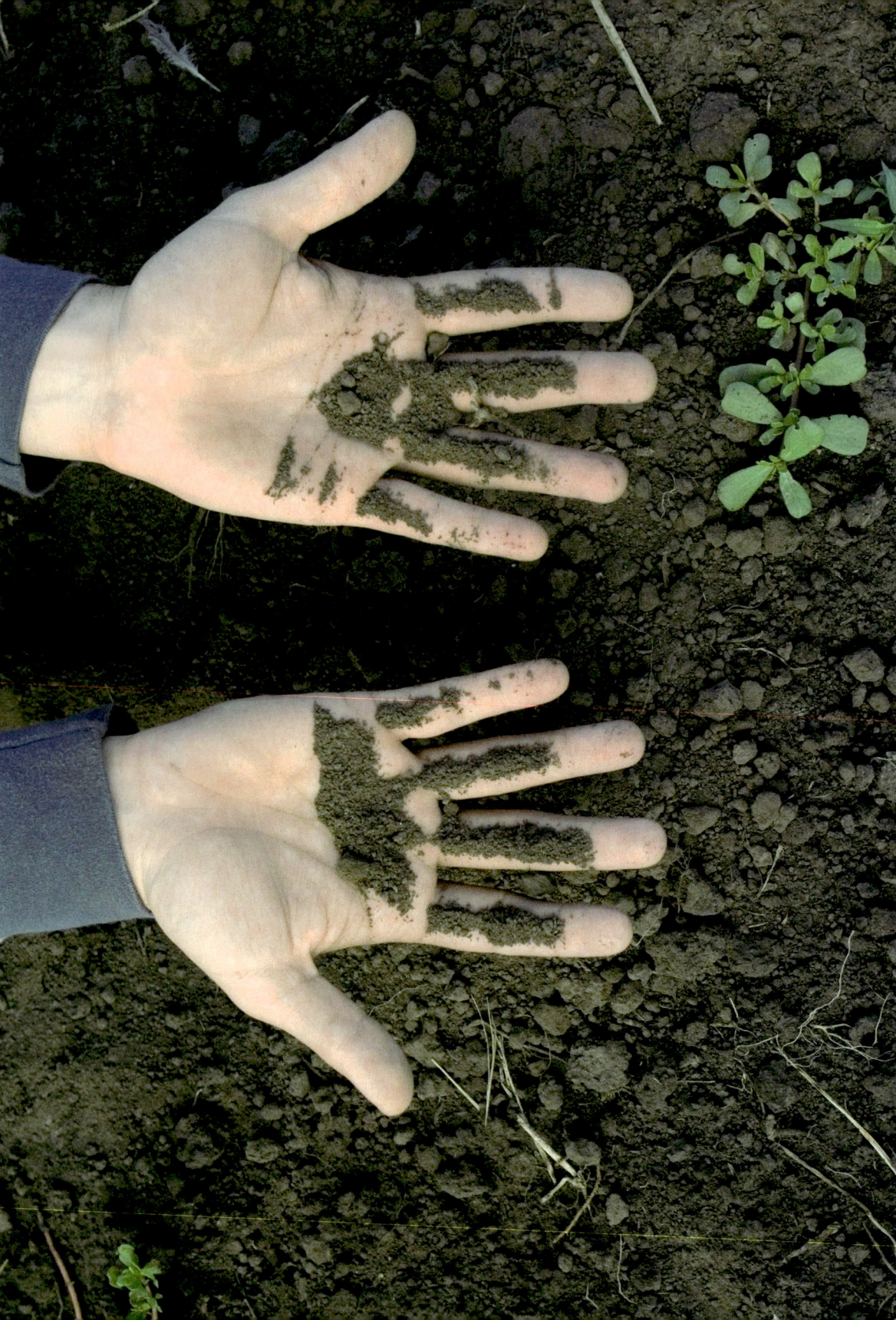

Tradition, Religion und natürliche Instinkte

Wenn du die angenehme Erfahrung machst,
etwas zu essen,
was du noch nie zuvor gekostet hast,
verlängert sich dein Leben um fünfundsiebzig Tage.
Japanische Redensart

Der wohl älteste Knochenfund einer Menschenspezies stammt aus Kenia und ist vermutlich sechs Millionen Jahre alt. Dieser und andere jüngere Funde zeugen heute auch von Nahrungsmitteln, die der damalige Mensch zu sich nahm.

Jahrmillionen lang aßen wir ausschließlich das, was die Natur hergab – und zwar roh! Mal war die Nahrung vorwiegend vegetarisch, in Kälteperioden wurde hauptsächlich Fleisch gegessen. Kulturwissenschaftler, wie der Anthropologe Richard Wrangham, beschreiben die Nahrungsaufnahme in jenen rohen und vermutlich weniger köstlichen Zeiten als mehr vom Bedürfnis getrieben denn als geselligen Akt. Essen geschah vermutlich, getrieben von permanentem Hunger, ganz nebenbei. Jeder habe sich gerade das in den Mund gestopft, was er oder sie unterwegs gefunden hat. An ein Teilen mit anderen hungrigen Mäulern wurde in dieser Situation nur in Ausnahmefällen und zur Versorgung der Kinder gedacht.

Der Mensch war Teil der Natur – und so ernährte er sich auch. Die Nahrungssuche war dabei stark vom Instinkt geprägt. Anscheinend Essbares wurde befühlt, beschnuppert und vorsichtig mit der Zunge analysiert. Bitter ist giftig, war in jenen Zeiten eine überlebenswichtige Information, ein Signal, das automatisch verstanden wurde.

Natürlich überlieferte der Mensch sein Wissen an die nachfolgende Generation. Eltern prägen bis zum heutigen Tag maßgeblich den Geschmack ihrer Kinder.

 Erinnern Sie sich kurz einmal zurück:

Hängt nicht noch ganz viel Duft aus der Küche Ihrer Kindheit zum Greifen nahe?

Düfte sind Erinnerungen. Sie führen uns «in jene spezielle Zone unseres Gehirns, die aufzeichnet, was unser Leben schön macht», beschreibt Milan Kundera in *Die unerträgliche Leichtigkeit des Seins* diesen geheimnisvollen Ort menschlichen Daseins.

«Was man riecht, fühlt man zugleich», stellt die Aromatherapeutin Susanne Fischer-Rizzi fest und beschwört damit förmlich, unsere Gefühle nicht dem Zufall zu überlassen.

In einer guten Küche liegt etwas in der Luft – und dieser besondere Duft entscheidet über Wohl und Leid des Menschen ganz entscheidend.

Geruch ist Botschaft. Der menschliche Instinkt wird allzu oft unterschätzt. Die Anthroposophie beschreibt zwölf Sinne, die dem Menschen helfen, seine Umwelt wahrzunehmen, darunter sind selbstverständlich auch der Geruchs- und Geschmackssinn.[1]

Menschen riechen Gefahr: Brand, Gas, Gift. Sie beurteilen Mitmenschen nach Körpergerüchen und sie beschnuppern sehr intensiv ihre Speisen. Leider sind die Botschaften, die unser Essen ausdünstet, oft «erstunken» und erlogen – doch dazu später mehr.

Leidenschaftliche Kochkünstler setzen ihren «Riecher» ganz gezielt ein, und zwar schon beim Einkauf von Lebensmitteln. Die gehobene Gastronomie setzt auf Frische und Qualität – beides kann man gut und deutlich riechen.

Professionelle «Nasen» sind in der Lage, bis zu 3000 verschiedene Düfte zu erkennen. Feinste Nuancen in Kräutermischungen und Teesorten können erschnuppert werden. Dabei hilft dem Menschen eine selten beachtete Fähigkeit: das Geruchs-

---

1 Vgl. Albert Soesmann, *Die zwölf Sinne. Tore der Seele*, Stuttgart 2009.

gedächtnis. Mit dem Zeitpunkt der Geburt sammelt und speichert ein Mensch seine Dufterfahrungen. Düfte prägen sein Verhalten und werden viele Entscheidungen maßgeblich beeinflussen, zum Beispiel welche Speisen bevorzugt werden und welche nicht. Doch dazu musste der Jäger und Sammler erst einmal zu Tisch bitten.

Der Kochprozess war der erste radikale Eingriff in die Chemie der Lebensmittel und damit auch in die Ernährung. Zunächst zufällig, vielleicht durch Blitzeinschlag und verkohlte Fleisch- und Knochenreste, wurde das «Braten» entdeckt. Diese Form der Garung von Speisen begann in der langen Periode der Steinzeit (Anfang vor 2,6 Millionen Jahren, Ende im 7. Jahrtausend v. Chr.), als der Mensch lernte, das Feuer zu beherrschen und Metalle zu bearbeiten. Das sogenannte «Voraufschließen» von Speisen war für kleine Kinder, Alte und Kranke ein Segen.

Es soll der Homo erectus gewesen sein, der vor 1,8 bis 1,9 Millionen Jahren sein erstes Feuer selbst entzündete. Damit wurde auch die Geburtsstunde der Kochkunst eingeläutet, denn von nun an geschah der Garprozess nicht mehr willkürlich durch die Gunst des Zufalls.

Wie wichtig das Herdfeuer war, zeigt sich auch daran, dass die meisten vorchristlichen Kulturen Göttinnen kennen, die für das Herdfeuer zuständig waren, die griechische Hestia oder die römische Vesta zum Beispiel. Auch in den romanischen Sprachen meinen die verbalen Begriffe für Herdfeuer weit mehr als ein heißes Feuer, sondern stehen für *ein Zentrum des familiären Lebens*. So beschreibt das französische Wort *foyer* sowohl die «Feuerstelle» als auch das «Heim/Zuhause», und zugleich wird dieses Wort *für den Ursprung von etwas* (zum Beispiel «Herkunft») verwendet.

Der Anthropologe Richard Wrangham von der Universität Harvard in Cambridge (USA) bestätigt in jüngsten Forschungen, dass der Mensch ganz wesentlich durch das Aufschließen von Nahrungsmitteln zum Kulturmenschen heranreifen konnte. Denn gekochte Nahrung lässt sich viel leichter verspeisen und sie bietet besser verfügbare Nährstoffe. Auch viel Zeit, die der einzelne Mensch sonst mit sorgfältigem Kauen verbringen musste, konnte anderen Aktivitäten gewidmet werden.

Die eingesparte Kau- und Verdauungsenergie wurde vor allem von einem sich schnell entwickelnden menschlichen Gehirn genutzt. Es begann auf faszinierende Weise zu wachsen. Heute macht das Gehirn etwa zwei Prozent der Körpermasse aus, verbraucht aber etwa 20 Prozent des Sauerstoffs und mehr als 25 Prozent der Glukose.

Inzwischen hat sich der Mensch durch den Kochprozess körperlich deutlich verändert: Der Magen-Darm-Trakt bildete sich zurück, die Kaumuskulatur wurde schwächer und der Kiefer wurde schmaler. Und mit den «neuen Dimensionen» des Gehirns veränderten sich auch die dort produzierten Gedanken.

Gemeinsam, nicht einsam

Der Kochprozess führte parallel auch zu großen gesellschaftlichen Wandlungen. Die Kochstelle wurde zum ersten regelmäßigen sozialen Begegnungszentrum. Das Gruppenverhalten wurde maßgeblich verändert. Jetzt fanden gemeinsame Mahlzeiten statt.

Vermutlich bekam in der Steinzeit jeder das Gleiche zu essen – Mann, Frau und Kind, Alte und Junge, Starke und Schwache. Alle aßen, «was auf den Tisch kam».

Hierarchische Unterschiede wird es dennoch gegeben haben. Führende Persönlichkeiten nahmen sich mit hoher Wahrscheinlichkeit die schönsten Stücke, und das waren vermutlich innere Organe. Innereien haben in der Regel einen hohen Nährwert, vor allem an seltenen Vitalstoffen. Doch von Nährwerten wussten unsere Vorfahren in dieser Zeit weniger. Alles im Leben war stark an mystische und symbolische Inhalte gebunden. Die Verzehrenden wollten Eigenschaften wie Stärke und Ausdauer mit der Mahlzeit aufnehmen. Deshalb wurden auch Körperteile bevorzugt, in denen magische, übersinnliche Kräfte vermutet wurden, wie beispielsweise Gehirne und Herzen.

Sehr genau wissen wir heute leider nicht mehr, wie sich die Ernährung unserer Ururahnen gestaltet hat. Wir können dank immer präziserer wissenschaftlicher Methoden zwar die Zusammensetzung der sterblichen Gebeine analysieren und entsprechende Rückschlüsse ziehen, aber vieles bleibt vermutlich immer der Fantasie aller nachkommenden Generationen überlassen. Was werden wohl unsere Nachfahren alles entdecken?

Tradition verbindet mit Vergangenheit und Göttern

Wie stark Traditionen das menschliche Verhalten beeinflussen, lässt sich gut an Menschen ablesen, die ihre Heimat – also ein Stück Tradition – verlassen haben. Immer wollen Auswanderer ihren Nachfahren ein Stück ihrer Herkunft, ihrer Tradition vermitteln. Kaum ein Bereich wird hier so gehütet wie der Topf über dem Feuer. In diesem Topf werden die Erinnerungen in Form von Duft und Gaumenschmaus erlebbare Geschichte.

Werfen wir exemplarisch einen Blick auf amerikanische Siedler, die aus ganz unterschiedlichen Bevölkerungsgruppen stammen. Woher sie auch kamen, sie nahmen ihre gewohnten Lebensmittel in die Neue Welt mit (in der Hoffnung, sie dort kultivieren zu können). Sie nahmen aber auch neue Lebensmittel, wie beispielsweise den Mais, an.

Bis in die heutige Zeit spielen symbolische Speisen eine wichtige Rolle in allen Völkern und in deren gesellschaftlichen Kreisen. Immer wieder sorgen Berichte über Asiaten (manchmal auch Afrikaner), die das Hirn frisch geköpfter Affen verspeisen sollen, unter Europäern für Entsetzen. Das Herz eines Bären, Kamelhoden und giftige Kugelfische werden tatsächlich gegessen und dienen weniger der Ernährung als vielmehr dem Kult. Ursprünglich sollte auf diese Weise ein Glaube gepflegt werden. Das Wort «Kult» entstammt dem lateinischen Begriff *cultus* = die Pflege und meinte mit *cultus deorum* nichts weniger als «Götterdienste». Im Laufe der Geschichte wurden aus *cultus deorum* eher *cultus ferox*, also «wilde Dienste», kurz Kult genannt, und «Kult» hat häufig keine Tradition.

23

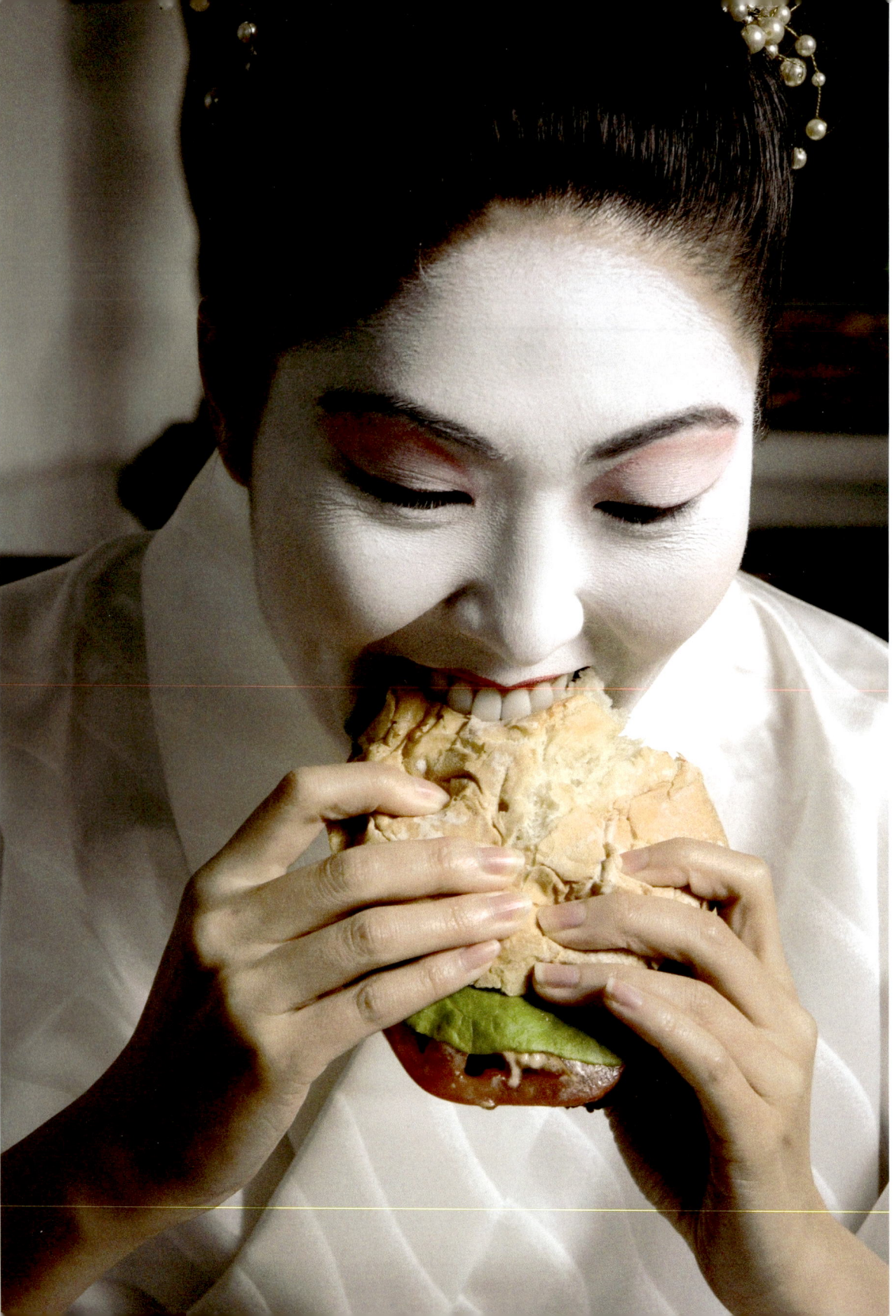

Genusskult kennt keine Grenze

In New York haben sich gelangweilte Esser von der kometengleich emporgeschossenen und sehr erfolgreichen Spitzengastronomie zurückgezogen. Seit ein paar Jahren stöbern die Reichen und Rastlosen zu Hunderten durch die kulinarischen Seiten im Internet und haben sogenannte «Chowhounds» vorgespannt. Diese *Spürhunde* stöbern nach angeblich *authentischen* Gerichten aus aller Welt. Was aber kann das sein? In Erdlöchern bei Niedrigtemperatur gegarte Ziege oder Schwein in Bananenblättern, immer noch authentische Gerichte in Neuguinea, Neuseeland und bei nordafrikanischen Beduinen? Vermutlich ist die wirklich authentische Küche dem dekadenten Gaumen viel zu unspektakulär. Vielmehr geht es darum, dem satten Bauch zu trotzen und grenzwertig zu essen beziehungsweise alle möglichen Grenzen «des guten Geschmacks» zu überschreiten.

Die Dekadenz explodiert ins Uferlose. Schlemmerpartys in Kirchen – selbst in noch geweihten Gotteshäusern – dienen inzwischen sogar schon dem Spaß extravaganter Kleinstädter. So fand in der niedersächsischen Kreisstadt Vechta in der barocken Klosterkirche eine «extremen Ausstellung»[2] der Hamburger Künstlerin Hanne Beil statt, die neben Kunst auch Wein und kulinarische Köstlichkeiten präsentierte, derweil ihr Mann und Manager von der Kanzel «predigte». Die Kirchengemeinde war entsetzt.

Der Großstädter setzt noch Trümpfe drauf. Unter dem Namen «The Hell Fire Dining Club», in Anlehnung an einen britischen Aristokraten-Geheimbund des 18. Jahrhunderts, realisierte der österreichische Künstler Paul Renner eine literarische Fiktion: Am Tag bilden alle diese Orte zusammen eine Ausstellung. Bei Nacht verwandeln sie sich in ein Restaurant, einen Tempel der dekadenten Cuisine, pulsierend von barocker Energie, angetrieben von aufwühlenden Cocktails, seltenen Weinen und Speisen aus den Laboratorien der erfahrensten experimentellen Kulinarikkünstler. Was bei Hermann

---

2 Titel der Ausstellung, die u.a. 2004 in der Kunsthalle Wien zu sehen war.

Nitsch in seinem «Orgien-Theater» mit der religiös inszenierten Schlachtung endet, geht hier beim Essen weiter.

Ein weiteres Beispiel ist die sogenannte «Molekularküche». Instinktiv *müsste* der Mensch vor derartigen Speisen zurückschrecken, denn hier wird die Natur komplett auf den Kopf gestellt. 1990 wurde der Begriff *Molekulargastronomie* von Hervé This, einem französischen Physio-Chemiker, geprägt. Er forschte zusammen mit Nicholas Kurti über molekulare Grundlagen, physikalische Prozesse und chemische Reaktionen der Kochkunst und kreierte damit Rezepte. Thomas A. Vilgis vom Max-Planck-Institut in Mainz nahm diese Idee begeistert auf und entwickelte sie weiter. Hinter der Molekularküche stand stets die Frage, was auf biochemischer Ebene mit Lebensmitteln passiert, wenn diese miteinander reagieren: zum Beispiel bei der Herstellung von Mayonnaise, wo doch jeder weiß, dass Wasser und Öl einander eigentlich abstoßen. Vereinfacht gesagt dringt diese Form der «Kochkunst» in den Mikrokosmos der Lebensmittel ein, um diesen gezielt und demonstrativ zu verändern.

Die so erstellten Gerichte sind sowohl optisch als auch geschmacklich irritierend. Form und Konsistenz der Gerichte sind mittels physikalischer Reaktionen verfälscht – so gibt es beispielsweise Gelkapseln aus klarer Tomatenbouillon mit frittiertem Basilikum. Mit natürlicher Ernährung haben diese biochemischen Experimente nur noch am Rande etwas zu tun – wollen sie auch nicht. Vielmehr erinnern Petrischalen und Stickstoff an eine moderne Hexenküche.

Die magische Kraft der Nahrung

An *magische Kräfte* durch menschliche Speisen glauben auch im 21. Jahrhundert nicht wenige Zeitgenossen. Bis heute besteht in vielen Familien der Glaube, dass in fleischlicher Nahrung mehr «Kraft» steckt als in vorwiegend pflanzlicher Kost und dass Fleischgerichte dem Menschen (vor allem dem Mann) einen muskulösen Körper bescheren. Dagegen steht nicht nur die asiatische Küche, die einen großen Teil des Eiweißbedarfs aus Bohnenprodukten und Fisch abdeckt. Die Vitalität großer Bevölkerungsgruppen in Nationen wie Japan, China und Thailand gibt den fleischreduzierten Ernährungsgewohnheiten sogar Recht. 40 Prozent aller heute lebenden Inder ernähren sich erfolgreich ohne Fleisch.

Glauben die einen an die «Kraft des Fleisches», so praktizieren aus Glaubensgründen alle Anhänger des Jainismus und einzelne Richtungen des Hinduismus sowie manche Buddhisten den Vegetarismus. Die Magie der Kräfte liegt für sie in den pflanzlichen Nahrungsmitteln verborgen.

In der Regel reicht es aber nicht aus, ein Lebensmittel, dem besondere Kräfte zugesprochen werden, *nur* zu verzehren. Es muss in einer bestimmten Art und Weise gegessen werden, nach festen und oft engen Regeln.

Symbolische Speisen haben oft minimalistische Formen, wie zum Beispiel die nur ca. zwei Millimeter dünnen, kleinen Hostien (*hostia* bedeute «Opfertier/Schlachtopfer») beim rituellen Abendmahl der Christen. Hier wird sowohl das gemeinsame Zelebrieren einer Mahlzeit gefeiert als auch die Vereinigung über die Zunge in den Leib zu Geist und Seele.

Im Kaleidoskop des Glaubens: Gebote und Verbote

Aber nicht nur die symbolische, rituelle Speise soll Spiritualität zum Ausdruck bringen. Religion und Kirchen beeinflussen das Ernährungsverhalten der menschlichen Kulturen maßgeblich.

– Es gibt Feiertage, an denen besondere Speisen genossen werden.
– Es gibt Feiertage, die der Ernährung gewidmet sind, wie das christliche Erntedankfest.
– Und es gibt Feiertage, die Essen zu bestimmten Tageszeiten oder bestimmte Speisen in vorgeschriebenen Zeiten ganz verbieten.

Grundsätzlich gibt es in jeder Glaubensgemeinschaft Verbote und Empfehlungen zu Essgewohnheiten. Ein kurzer, exemplarischer Blick soll die Gewichtung von Nahrung und Lebensmitteln im religionsgeprägten Alltag verdeutlichen.

Christen

Die rund zwei Milliarden Anhänger des Christentums haben es vergleichsweise einfach. Hier gibt es nur wenige *strenge* Regeln.

Christen sollen freitags einen fleischlosen Tag einhalten, darum gibt es in fast jeder abendländischen Kantine am Freitag Fisch – denn Fisch galt (gilt) nicht als Fleisch. Wie in fast jeder Religion kennt auch das Christentum eine Fastenzeit, nämlich den Zeitraum von sieben Wochen vor Ostern.

Juden

Die jüdische Kultur ist gespickt mit symbolischen Regeln für die Zubereitung von Nahrung. Jüdische Speisegesetze werden auf Hebräisch *Kaschrut* genannt. Es sind Regelungen zur Zubereitung von Speisen, die im *Tanach*, der hebräischen Bibel, danach im *Talmud* sowie im späteren rabbinischen Schrifttum beschrieben sind. Diese Regeln finden sich natürlich auch im Alten Testament der christlichen Bibel. Die Kaschrut beschreibt genau, welche Lebensmittel zum Verzehr geeignet sind und welche streng gemieden werden sollen. So gibt es etwa «reine» und «unreine» Tiere, die im 3. Buch Mose aufgelistet sind.

Genau festgelegt sind auch die Regeln der Zubereitung der Speisen. So darf ein Jude nie «die Mutter und das Kind» verzehren, das heißt, es darf kein Fleisch zugleich mit Milchprodukten gegessen werden. Es bedarf regelrechter Studien, um alle Regeln zu kennen, denn sie reichen von der Kücheneinrichtung und der Handhabung von Utensilien, die mit Speisen in Berührung kommen, bis hin zu den Lebensmitteln selbst.

Einen kleinen Eindruck, wie weitreichend diese symbolischen Speiserituale sind, zeigt das Pessachfest. Es ist das Erste unter den in der Bibel genannten großen jüdischen Festen. Zu Pessach wird der Auszug der Kinder Israels aus der ägyptischen

Sklaverei gefeiert. Mit diesem Fest soll regelmäßig daran erinnert werden, wie wichtig es ist, den Kampf für die Freiheit in jeder Generation fortzusetzen. Essen hat bei diesem spirituellen Fest in Form der gemeinsam zelebrierten Mahlzeit im Rahmen der Familie einen besonderen Stellenwert. Der Erstgeborene muss fasten, während die anderen auf bestimmte Speisen, beispielsweise gesäuertes Brot, verzichten. Grund: Das Saure im Teig repräsentiert den bösen Trieb im Herzen. An Pessach ist es strikt verboten, dass man *Chamez* besitzt. Chamez ist ein allgemeiner Ausdruck für alle Nahrungsmittel (auch Getränke), die aus Weizen, Gerste, Roggen, Hafer, Dinkel oder deren Derivaten hergestellt werden, weil diese Nahrungsmittel gären können. Sogar Nahrung, die lediglich eine Spur von Chamez aufweist, ist verboten und muss rigoros aus dem Haus entfernt werden.

Muslime

Nach dem Koran dürfen Gläubige von den an Land lebenden Tieren nur solche essen, welche Wiederkäuer mit gespaltenem Huf sind (Rinder, Ziegen, Schafe) und Geflügel; von Tieren, die im Wasser leben, nur Fische, die Schuppen haben. Das Schwein ist ein Paarhufer, aber es käut nicht wieder. Darum gehört es nicht in die Gruppe der erlaubten Tiere. Darum muss jede Spur von Schweinefleisch in der Nahrung vermieden werden. Weiterhin wird der Schlachtvorgang – das Schächten – exakt vorgegeben. Durch diese Art der Tötung werden Tiere, also ihr Fleisch, erst *halal*, das bedeutet, sie gehören zur Gruppe der erlaubten Lebensmittel.

Im Koran heißt es in Sure 5, Vers 3: «Verboten ist euch das von selbst Verendete sowie Blut und Schweinefleisch und das, worüber ein anderer Name angerufen ward als Allahs; das Erdrosselte; das zu Tode Geschlagene; das zu Tode Gestürzte oder Gestoßene und das, was reißende Tiere angefressen haben, außer dem, was ihr geschlachtet habt; und das, was auf einem Altar (als Götzenopfer) geschlachtet worden ist …»

Was viele nicht wissen: Der Koran bleibt in Notzeiten in dieser Richtung flexibel: «Wer aber durch Hunger getrieben wird, ohne sündhafte Absicht – dann ist Allah allverzeihend, barmherzig.»

Erlaubt sind grundsätzlich alle pflanzlichen Lebensmittel, die verträglich und nicht toxisch sind. Daneben gibt es noch die Gruppe der verbotenen Lebensmittel, die mit *haram* bezeichnet werden. Verboten sind grundsätzlich Lebensmittel, die überflüssig und schädlich sind – und dazu gehört der Alkohol.

Hinduismus

Als Hinduismus bezeichnet man in westlichen Ländern die dritte und letzte geschichtliche Entwicklung in der indischen Religionsgeschichte nach Vedismus und Brahmanismus. Die drittgrößte Weltreligion hat rund 700 Millionen Anhänger. Hindus verzichten möglichst ganz auf Fleisch. Yogis und Verehrer Vishnus verzichten sogar vollständig auf tierische Produkte, sie leben laktovegetarisch.

Tief verwurzelt ist der Glaube an die Reinkarnation und an das Karma. Karma ist das Prinzip von Ursache und Wirkung. Die Auswirkungen des in einem früheren Leben angesammelten Karmas muss ein Mensch als Bürde im Hier und Jetzt tragen. Für ein gutes Karma zu sorgen ist deshalb ausschlaggebend für eine spirituelle Weiterentwicklung. Und jede Handlung, jedes Wort und jeder Gedanke sorgt entweder für ein positives oder für ein negatives Karma. Solange sich der Mensch nicht vom Karma befreit hat, ist die Befreiung aus dem Kreislauf der Wiedergeburten nicht möglich. Das Essen von Fleisch wird in den zentralen Schriften des Hinduismus übereinstimmend mit einer schlechten Handlung in Verbindung gebracht. Ein Tier muss getötet werden – und Töten ist Unrecht. Keine lebenden Wesen zu töten ist die Voraussetzung zur Erlösung (Manu-Samhita 6.60).

Im Hinduismus werden zahlreiche Tiere verehrt, hierzu gehören Elefanten, Ratten oder bestimmte Affen. Kein Tier erreicht jedoch das Niveau der Kuh. Warum Kühe so hoch verehrt werden, ist strittig. In Erwägung gezogen werden ökonomische Gründe: Die Kuh gibt Dung für Feuerstellen und Milch als wichtige Nahrungsquelle. Wesentlicher dürfte sein, dass Krishna, der als Inkarnation Gottes gesehen wird, leidenschaftlicher Kuhhirte war. Auf jeden Fall demonstriert die Ernährung im Hinduismus das Bekenntnis zu einer absoluten Gewaltfreiheit im Leben.

Buddhisten

Auch Buddhisten leben in der Mehrzahl fleischlos (es gibt auch Randgruppierungen, für die das nicht zutrifft), denn das Töten eines Tieres – auch zum Zweck der Ernährung – erzeugt auch hier schlechtes Karma, und das ist aus Sicht aller Buddhisten zwingend zu verhindern.

«Im Bewusstsein des Leidens, das durch die Zerstörung von Leben entsteht, verspreche ich, mitfühlend zu sein und zu lernen, das Leben von Menschen, Tieren und Pflanzen zu schützen. Ich bin entschlossen, nicht zu töten und es nicht zuzulassen, dass andere töten. Kein Akt der Zerstörung soll meiner Aufmerksamkeit entgehen, sei es in meinen Gedanken oder meiner Lebensweise» (Thich Nhat Hanh, buddhistischer Mönch, Schriftsteller und Lyriker).

Es gibt eine einzige Ausnahme für Zen-Mönche, nämlich auf ihrem Bettelgang. Klassisch hat der buddhistische Mönch bis um 12 Uhr mittags seine Hauptmahlzeit zu erbetteln. Dabei darf ein Mönch nicht wählerisch sein. Er muss essen, was man ihm gibt. Bekommt er nun etwas Fleisch gespendet, muss er auch das essen. Er darf weder die Annahme verweigern noch das Fleisch wegwerfen. Diese Regel soll sicherstellen, dass die Essensspende auch gewürdigt wird.

Von der Kunst, auf Nahrung zu verzichten

Immer beinhalten religiöse Ernährungsregeln auch den freiwilligen Verzicht auf Nahrung. Dabei ist diese Enthaltsamkeit Ritual und wird wie ein Fest gefeiert. Es gibt einen Anfang. Es gibt ein Brechen der Enthaltsamkeit. Dazwischen liegt viel Spiritualität.

Fasten: Das Wort wurde vom gotischen *fastan* = (fest)halten abgeleitet, kam ins Althochdeutsche: (*fasten* = fest) und meint: an den Geboten der Enthaltsamkeit festhalten.

Im Christentum dauert die Fastenzeit sieben Wochen, und zwar vom Aschermittwoch bis Karfreitag. Die Fastenzeit erinnert an das 40-tägige Fasten Jesu Christi

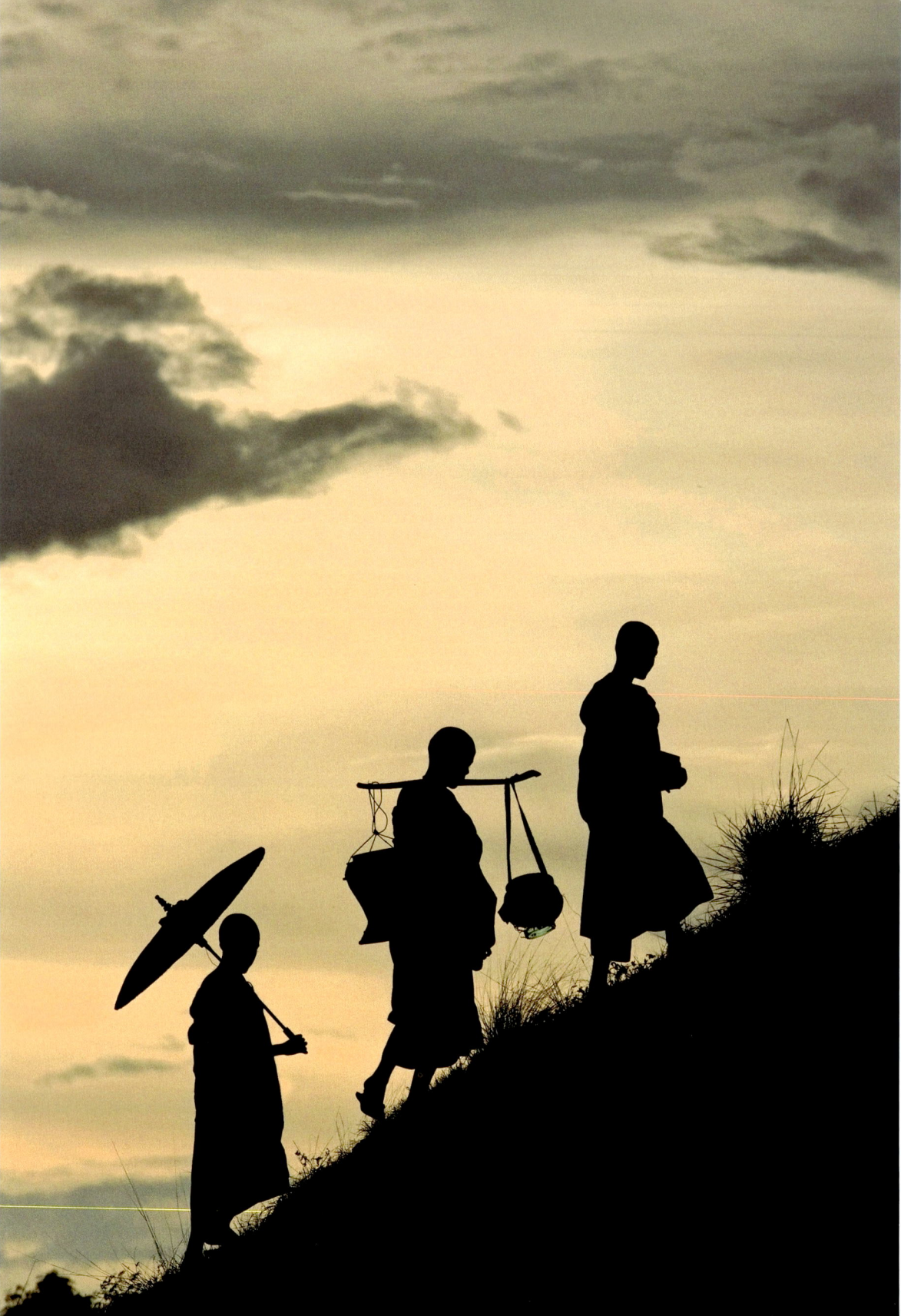

zur Vorbereitung seines öffentlichen Wirkens. Den Brauch, auch die Adventszeit als Fastenzeit zu betrachten, kennen wir heute nicht mehr. Die Martinsgans erinnert an diesen mittelalterlichen Brauch, denn nach diesem «Festtagsschmaus» begann die 40 Tage dauernde Fastenzeit vor Weihnachten.

Muslime feiern den Ramadan. Der Ramadan ist der neunte Monat des islamischen Mondjahres und dauert 29 bis 30 Tage. Durch Verwendung des Mondkalenders verschiebt sich der Monat Ramadan um zehn oder elf Tage pro Jahr nach vorn und findet somit im Vergleich zum Sonnenjahr jedes Jahr zu einem anderen Zeitpunkt statt. Muslime durchlaufen auf diese Weise das gesamte Jahr. Laut Koran soll durch das Fasten die Zufriedenheit Allahs erlangt werden.

Im Hinduismus kennt man Shivaratri, «die Nacht Shivas». Festgelegt ist dieser Fastentag auf den 13. oder 14. Tag nach Vollmond im Monat Phalgun (Februar/März). Es handelt sich um eine Feier zu Ehren Shivas und seiner Hochzeit mit Parvati. Die Zeremonie wird am Tag und vor allem in der Nacht zelebriert. An diesem Tag wird strenges Fasten eingehalten. Manche trinken nicht einmal etwas. Nachts bleibt man wach und verehrt das Shiva Lingam (Symbol für Shiva), das alle drei Stunden mit Milch, Quark, Honig, Rosenwasser und anderen edlen Gaben übergossen wird. Gleichzeitig wird ununterbrochen das Om Namah Shivaya-Mantra gesungen. Die als heilig betrachteten Bael-Blätter (auch Steinapfel, Bengal-Quitte genannte Blätter des Holzapfelbaums) werden geopfert. Es heißt: Lakshmi, die Göttin des Überflusses und Reichtums, wohne in diesen Blättern. Alle Teile dieses Baums – Wurzel, Blätter und Frucht in allen Reifestadien – werden in Indien für medizinische Zwecke genutzt.

Eine Lebensumstellung in eine bewusste, disziplinierte und gesunde Ernährung fällt gläubigen Menschen aufgrund religiöser Vorgaben leichter. Fast jede Religion erklärt die Völlerei zur Sünde. Der Buddhismus fordert ein mäßiges Leben zwischen Askese und Völlerei. Das Christentum und der Islam erklären die Völlerei gar zur (Tod-) Sünde, die meist noch eine zweite im Gefolge hat, nämlich die Trägheit.

«Voller Bauch studiert nicht gern», weiß der Volksmund und meint damit die mit den Pfunden wachsende Motivationshemmung.

33

Der spirituelle Mensch weiß um Lösungshilfen, sich vom Sündenbabel zu entfernen, bedient sich der Meditation und findet Trost und Hilfe im Gebet.

Nichtsdestotrotz ist auch bei gläubigen Menschen das Fleisch oft schwach. Die Sehnsucht nach dem Glück siegt, welches der Gaumengenuss so verlockend verspricht – ob süß oder herzhaft, das obliegt dem Temperament.

Die Würdigung von Speisen

Jede religiöse Gemeinschaft zollt der Natur und den daraus gewonnenen Gaben besonderen Respekt:

- Zeremoniell werden Speisen geopfert und Fastenzeiten eingehalten.
- Das Teilen und die Pflicht, gemeinsam und miteinander zu speisen, werden in jeder religiösen Schrift gefordert.
- Tischgebete und Tischmanieren regeln die soziale Form.

Solange die Produktion von Lebensmitteln und die Verarbeitung zu haltbaren Speisen und frischen Tagesgerichten Hauptaufgabe der Sippe oder später des Haushalts waren, wurden die jeweiligen Arbeitsschritte mit hoher Achtung gewürdigt.

Weder auf dem Acker noch in der Küche arbeiteten die Menschen allein, vielmehr wurde in Männer- und Frauenarbeit unterschieden, die jeweils in Gruppen verrichtet wurde. Traditionell und nach überlieferten Rezepten wurden Käse hergestellt, gewurstet, Brote gebacken, Sauerkraut gestampft und Obst zu Saft und als Konserve eingekocht. Die gemeinsamen Mahlzeiten stellten einen Höhepunkt des Tages dar. Die Gemeinschaft wurde so immer wieder bekräftigt.

Und mindestens einmal im Jahr wurde (und wird teilweise auch heute noch) weltweit ein Fest veranstaltet, um für Ernten und Lebensmittel zu danken.

Schon in der Antike brachten Griechen, Römer und Ägypter ihren Fruchtbarkeitsgöttern Opfer dar. Die Kelten feierten an der Tag- und Nachtgleiche (21./22. September) ihr Weinfest und bereits im August, nach der Ernte, das Kornfest. Gleich drei Tage lang feierten die Germanen die Erntezeit mit verschiedenen Ritualen. Für Odins achtbeiniges Pferd Sleipnir wurde ein Büschel Korn auf dem Feld gelassen, und aus goldenen Korngarben wurde ein Erntedankkranz geflochten.

In Frankreich und Deutschland lädt man nach der Weinlese zu rauschenden Festen ein. In Japan feierte man bis 1945 das Niinamesai (das Kosten des neuen Reises). Es war ein shintoisches[3] Ritual, bei dem der Kaiser den frisch geernteten Reis den Göttern opferte. Heute feiern die Japaner am 23. November stattdessen Kinrô Kansha no Hi, den «Tag des Dankes für die Arbeit».

Das jüdische Schawuot wird am 50. Tag nach Pessach gefeiert. Aus diesem Fest hat sich das christliche Pfingstfest entwickelt. Im Herbst feiern die Juden dann noch einmal die Speisen, und zwar mit dem Laubhüttenfest, im Hebräischen Sukkot genannt. Es dauert in Israel sieben und in der Diaspora sogar acht Tage, beginnt nach dem gregorianischen Kalender etwa im ersten Septemberdrittel und endet Anfang Oktober.

Wenngleich der Islam dem Wortlaut nach keine Erntefeier kennt, so erinnern der Fastenmonat Ramadan und das anschließende Ramadanfest an eine solche, besonders durch Gebetstexte wie «Alhamdu lillahi rabbi al-alamin», was so viel bedeutet wie: «Wir danken Allah, dem Herrn der Welten».

Im Hinduismus feiern die Gläubigen den Beginn der Erntezeit mit dem Fest Makar Sankranti. Zu diesem Fest lassen die Menschen Drachen in den Himmel steigen. Im südlichsten Bundesstaat Indiens, in Tamil Nadu, heißt das Fest in der tamilischen Bevölkerung Pongal (= Überkochen).

Im September wird im Südwesten Indiens, in Kerala, das große, bunte Erntefest Onam gefeiert. Es dauert zehn Tage lang. Aus dem ursprünglichen Erntedankfest hat sich eines der größten Volksfeste dieser Region entwickelt.

---

3 Neben dem Buddhismus ist Shintō, der Shintōismus die größte Religionsgemeinschaft in Japan.

In China, Vietnam und Taiwan ehren die Menschen an Mondfesten (auch Mittherbstfeste genannt) die Ahnen und feiern gleichzeitig Erntefest. Dieser Tag wird sehr ruhig und im familiären Kreis begangen, man isst Mohnkuchen und Hefegebäck mit unterschiedlichen Füllungen.

Ein richtiger Nationalfeiertag ist das Erntedankfest in Nordamerika, den USA. Überall in den Backöfen schmoren dann riesige Truthähne, die Hauptspeise dieses Tages. In Kanada wird Thanksgiving im Übrigen am zweiten Montag im Oktober gefeiert.

Diese Beispiele sollen exemplarisch verdeutlichen, dass der Dank für Essen und Trinken durchaus in jeder Kultur einen festen Platz hat, wenngleich in Konsumgesellschaften immer mehr Menschen die tiefe und spirituelle Bedeutung dieses Festes außer Acht lassen und feiern nur um des Feierns willen.

Pioniere heutiger ganzheitlicher Ernährungsformen

Unabhängig von Religionszugehörigkeit und Kulturkreisen haben sich übergeordnete Ernährungstheorien etabliert, wobei Religionen mit strengen Tabus und ausschließenden Regeln den Zugang zu neueren Ernährungstheorien erschweren.

Tatsächlich waren es vor allem Mediziner, die als Erste auf gesundheitliche Gefahren durch falsche Ernährung aufmerksam machten – gestern wie heute. Zu beobachten ist weiterhin, dass es vor allem Männer sind, die sich der Theorie von gesunder Ernährung widmen – das hat gesellschaftlich historische Gründe.

Zu den Pionieren gehören:
– *Maximilian Oskar Bircher-Benner* (1867 – 1939) war ein Schweizer Arzt und Er-nährungswissenschaftler. Er entdeckte den gesundheitlichen Wert von pflanz-

licher Kost und Vollkorngetreide für die menschliche Gesundheit und entwickelte das nach ihm benannte «Birchermüesli».

- *Werner Kollath* (1892 – 1970) studierte Medizin in Leipzig, Freiburg im Breisgau, Berlin und Kiel. Berühmt wurde der Mediziner, Hygieniker und Bakteriologe aber als Ernährungswissenschaftler: «Lasst die Nahrung so natürlich wie möglich!» Seine Begeisterung und Aktivitäten für die Nationalsozialisten wurden ihm zeitlebens vorgehalten, obwohl er 1948 den Entnazifizierungsbescheid erhielt.
- *Max Otto Bruker* (1909 – 2001) war Arzt und Naturheilpraktiker. Unter seiner Leitung wurde die heute noch aktive Gesellschaft für Gesundheitsberatung (GGB) gegründet. Bruker sah die meisten Zivilisationskrankheiten als ernährungsbedingte Krankheiten an und erkannte Weißmehl und Zucker als Hauptursache für Zivilisationskrankheiten.

Aber nicht nur für Ärzte, auch für andere Wissenschaftler war und ist der Zusammenhang zwischen Ernährung und Volksgesundheit von großem Interesse.

Ernährung als Wissenschaft

Den wohl insgesamt konsequentesten und umfassendsten Ansatz der Vermittlung von gesamtgesellschaftlichen Veränderungen in Zusammenhang mit Ernährung bietet der Philosoph und Reformer *Rudolf Steiner* (1861 – 1925). Aus seinem spirituell geprägten ganzheitlichen Menschenbild, der Anthroposophie, entwickelte Steiner ein Gesamtkonzept aus Medizin, Ernährung, Landwirtschaft, Ausbildung und Spiritualität.

Rudolf Steiner widmete sich umfassend und weitläufig dem Thema Ernährung, das bei ihm schon mit der Erzeugung von Lebensmitteln, der biologisch-dynamischen Landwirtschaft, beginnt. Verbote gibt es (wie bei den Christen) im Grunde nicht, vielmehr Erklärungen und Empfehlungen. Der Verzehr von Fleisch wird von ihm aber als Grobheit beschrieben, die den Körper faul macht. Da der Mensch die Veränderung seines Körpers selbst nur schwer wahrnehmen kann, bedarf es der Bewusstseinsschärfung für die lebendigen Prozesse im und außerhalb des Organismus.

«Es (das Tier) setzt den Organisationsprozess der Pflanze fort. Nehmen wir nun an, der Mensch isst das Tier. Da tritt in einer gewissen Weise das Folgende ein: Der Mensch hat jetzt nicht nötig, das an inneren Kräften anzuwenden, was er hätte anwenden müssen bei der Pflanze.

Der Mensch setzt nicht die Organisation da fort, wo er sie fortsetzen könnte, sondern er lässt Kräfte, die in ihm sind, ungenützt und setzt später die Organisation fort; er lässt sich von dem Tiere einen Teil der Arbeit abnehmen, den er leisten müsste, wenn er die Pflanze genießen würde. So bindet der Mensch, wenn er Tiere isst, innere Kräfte an, die er sonst aufrufen würde, wenn er nur Pflanzen äße. Er verurteilt also eine gewisse Summe von Kräften in sich zur Untätigkeit. Alles, was so zur Untätigkeit im menschlichen Organismus verurteilt wird, bewirkt zugleich, dass die betreffenden Organisationen, welche sonst tätig wären, brachgelegt werden, gelähmt, verhärtet werden. Sodass der Mensch einen Teil seines Organismus tötet oder wenigstens lahmt, wenn er das Tier genießt. Diesen Teil seines Organismus, den der Mensch so in sich verhärtet, den trägt er dann mit durch das Leben wie einen Fremdkörper.»[4]

Rudolf Steiner erkennt die Zusammenhänge der Elemente auch in der Ernährung des Menschen. Er betont immer wieder die Bedeutung des gesunden Anbaus[5] von Nahrungsmitteln im geschlossenen Kreislauf mit der Natur, die schonende Verarbeitung der hier produzierten Lebensmittel, die bewusste Weiterverarbeitung von Naturprodukten zu Speisen und die Wichtigkeit und Wirkung von gemeinsam genossenen Mahlzeiten.

4 Rudolf Steiner, *Welche Bedeutung hat die okkulte Entwicklung des Menschen für seine Hüllen, physischen Leib, Ätherleib, Astralleib und sein Selbst?*, Gesamtausgabe Bd. 145, Dornach 1986, S. 11 ff., (Vortrag vom 20. März 1913).
5 Biologisch-dynamische Landwirtschaft (Demeter)

Der evangelische Pfarrer Friedrich Rittelmeyer (1872 – 1938) schuf im Einvernehmen mit Steiner die Christengemeinschaft, die Wissenschaft, Kunst, Kultus und Religion zu vereinen versucht.

Die anthroposophische Ernährungslehre wurde vom Arzt *Udo Renzenbrink* (1913 – 1994) weitergeführt. Der Arbeitskreis für Ernährungsforschung wurde gegründet, dem heute die Ökotrophologin *Dr. Petra Kühne* vorsteht.[6]

Mit dem Ernährungswissenschaftler *Dr. Claus Leitzmann* gewann die Ernährungswissenschaft einen eigenen Lehrstuhl an der Uni Gießen. Leitzmann lehnt es ab, Nahrungsmittel isoliert zu betrachten. Für ihn kommt es auf die Ernährungsweise als Ganzes an. Sie muss, so Leitzmann, abwechslungsreich und vielseitig sein, um den Körper mit allen notwendigen Stoffen zu versorgen. Die enge Beziehung zwischen gesunder Nahrung, kontrolliert biologischer Landwirtschaft und Ökologie nimmt unter Leitzmann wissenschaftliche Strukturen an, die über die Studiengänge Agrarwissenschaften, Ökotrophologie und Ernährungswissenschaft inhaltlich vermittelt und verbreitet werden.

Die Antwort der «regierenden Herrschaft» auf die freien Ernährungsreformer heißt *Deutsche Gesellschaft für Ernährung,* kurz *DGE.* Die Gesellschaft wurde 1953 gegründet. Sie wird zu etwa 70 Prozent von Bund und Ländern über öffentliche Mittel finanziert. Die DGE vermittelt nach eigenen Aussagen ernährungswissenschaftliche Erkenntnisse und «fördert gezielte, wissenschaftlich fundierte und unabhängige Ernährungsaufklärung».

Politik und Gesundheitswesen stützen sich vorrangig auf Aussagen der DGE. Als Konkurrenz zu den Pionieren der Vollwerternährung setzt sich die DGE häufig in Kontraposition. Die Vollwerternährung wird mit eigens entwickelten Verzehrvarianten dennoch favorisiert. Hier kooperiert die DGE mit einigen Krankenkassen, über die Gesundheits-, Ernährungs- und Gewichtsreduktionskurse mit DGE-Infomaterial angeboten werden.[7]

---

6 Weitere Informationen und Angebote sind zu finden unter: www.ak-ernaehrung.de
7 Hintergründe und Informationen sind zu finden unter: www.dge.de

Als sich die Bäuche füllten

Es gibt die verschiedensten Ernährungsmodelle – der Mensch steht vor Entscheidungszwängen. Spätestens wenn der Arzt warnt, drängen sich Fragen nach der richtigen Ernährung auf. Ganz oft hört man in diesem Zusammenhang den landläufigen Spruch: «Was soll denn an meiner Ernährung falsch sein, wir haben immer so gegessen?»

Dabei schweift der Blick zurück in die elterliche Küche und auch auf Omas Leibspeise. Aber stimmt die Ansicht, dass «wir immer so gelebt haben», wirklich? Oder hat sich nicht ganz gewaltig etwas geändert?

Bis in die Mitte des 20. Jahrhunderts kam zwar in der Regel für alle Familienmitglieder das gleiche Essen auf den Tisch, aber den Männern, die einen hohen körperlichen Einsatz zeigten, wurde eine energiedichtere Nahrung zugestanden. Mit einfachen Worten: Sie bekamen, wenn möglich, deutlich mehr Fleisch.

Bäuerliche Schichten wurden ganze Epochen hindurch von Armut geplagt. Die Arbeiter, die im beginnenden 19. Jahrhundert in Fabriken und an die Stadtränder zogen, wurden zwar vom Versprechen auf bessere Zeiten gelockt, mussten sich aber mit ärmlichen Verhältnissen bescheiden. Von üppigen Mahlzeiten wagte man nur zu träumen und zu dichten.[8]

Der Adel hingegen lebte in fast allen Zeiten im Überfluss und kannte bereits früh die verheerenden gesundheitlichen Folgen der Wohlstandsgesellschaft.

8 Vgl. beispielsweise die Schilderungen von Upton Sinclair in *The Jungle* (1906).

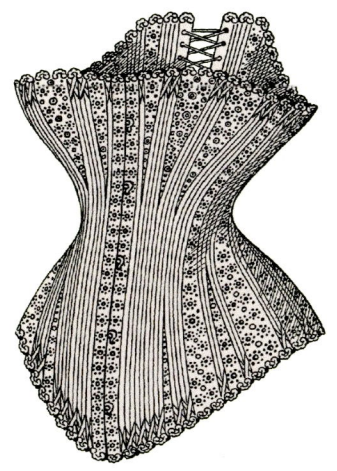 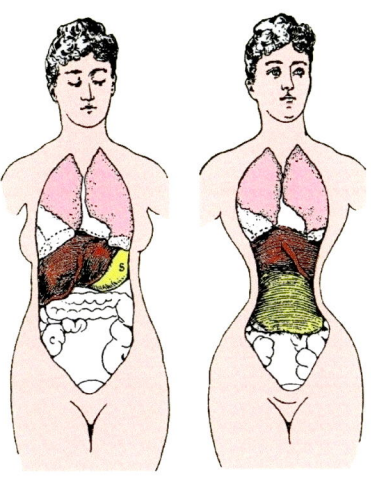

Links: Modell von 1880.
Rechts: Die vermutete
Einengung des Körpers
durch das Korsett.

Leib und Fülle

Es war die Kartoffel, die seit dem Jahr 1555 für volle Bäuche und runde Hüften in der Bauernschaft sorgte und damit in langsamen Schritten die Aristokratie vom vollleibigen Schönheitsideal «befreite». Adeligen Damen waren Völlerei und hoher Fleischkonsum des Anstands wegen längst untersagt. Einengende Korsetts und Mieder (bereits in der ersten Hälfte des 16. Jahrhunderts bekannt) erlaubten zudem keine schwer verdauliche Nahrung. Der herrschaftliche Mann hingegen pflegte den Wohlstandsbauch, der in Restbeständen auch heute noch zu bewundern ist.

Von Wohlstand wussten die Menschen früherer Generationen meist nur zu träumen. Gerade in schweren Zeiten ging es vorrangig darum, dem Hungertod zu entkommen. In der Not musste man sich den gegebenen Umständen immer wieder anpassen und suchte ständig nach neuen Nahrungsquellen. Genau diese Kunst, sich in allen klimatischen Zonen durchzusetzen, unterscheidet den Menschen von anderen

41

Säugetieren, mit Ausnahme der Ratten. Gerade weil der Mensch ein Allesesser ist, breitete sich die Menschheit flächendeckend auf dem gesamten Erdball aus.

Dabei veränderte sich sogar partiell die menschliche Genetik. So tauchte bei Menschen aus kühleren Regionen ein bestimmtes Gen vermehrt auf, das ein fettspeicherndes Protein bildet. Die Haut der Menschen in Gegenden mit langen Winternächten wurde heller, womit die Vitamin-D-Versorgung besser gewährleistet wurde. Und insgesamt haben sich das Immunsystem und der gesamte Verdauungsapparat den immer neuen Bedingungen ganz leise und langsam angepasst. Denn Evolution bedeutete auch: die Anpassung des Menschen an eine sich verändernde Ernährung.

Sonderthema Milch

Ein besonders augenfälliges Beispiel ist die Fähigkeit der Verdauung von Milch. Säugetiere können Milch normalerweise nur im Kindesalter verdauen. Dem erwachsenen Menschen bekam ursprünglich keine Milch. Grund ist ein Enzym, die Laktase. Babys produzieren dieses Enzym und können so den Milchzucker (Laktose) spalten. Ab etwa dem fünften Lebensjahr hört jedoch der Dünndarm auf, dieses Eiweiß zu produzieren. Fehlt Laktase, wird der Milchzucker nicht mehr vom Darm aufgenommen; er bleibt im Dickdarm und wird dort von Bakterien zersetzt. Milchsäure und Kohlendioxid verursachen schmerzhafte Blähungen, Durchfall und manchmal sogar schlimme Darmkoliken.

Vor etwa 7500 Jahren erlebte der Europäer eine körperliche Veränderung – eine Mutation – in der Form, dass fortan auch Erwachsene Laktase produzieren. Heute vertragen fast 90 Prozent der Nordeuropäer in Skandinavien und Irland Milch. In Mitteleuropa sind es immerhin 60 Prozent der Bevölkerung, im Süden nur noch 20 Prozent der Menschen. Verschiedene Stämme in Afrika wiederum können Milch trinken.

Indien ist das östlichste Land im Kreis der Kulturen von Europa aus betrachtet, in dem Milch als Nahrungsmittel intensiv genutzt wird. Damit unterscheidet sich Indien

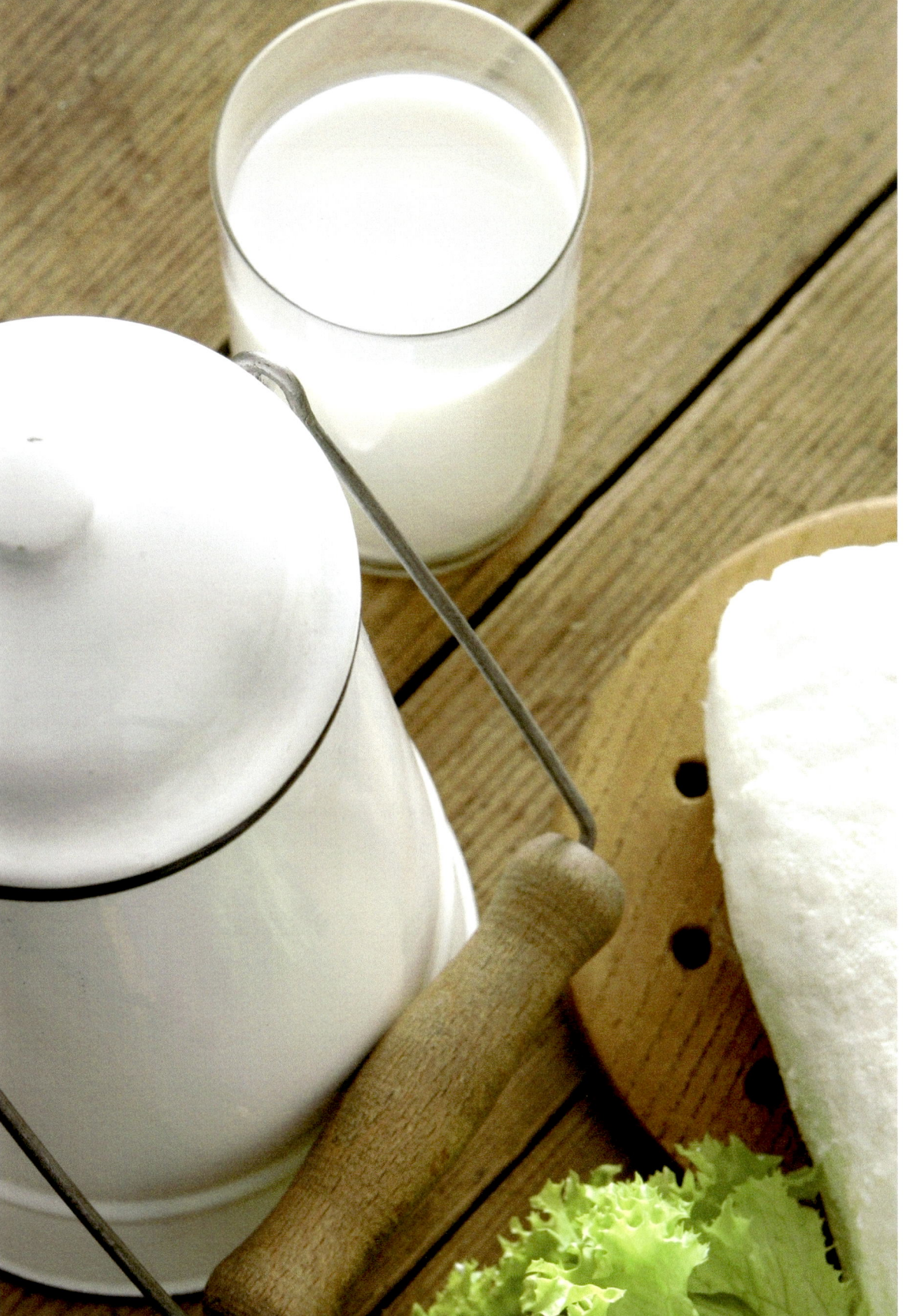

grundlegend von seinen Nachbarn im Nahen Osten und Zentralasien. Besonders das aus Butter gepresste Butteröl Ghee hat in der indischen Küche einen hohen Stellenwert. Milchprodukte werden in Indien von allen Menschen, gleich welchen Glaubens und welcher Herkunft, verzehrt.

Insgesamt zeigt der Blick auf die Weltkugel jedoch, dass die meisten Erwachsenen eine Milch-Unverträglichkeit haben. Paradoxerweise sind gerade im asiatischen Raum Milchprodukte zunehmend begehrt. So liegt die Vermutung nahe, dass Laktose-Unverträglichkeiten sich mit zukünftigen Generationen auch in diesem Kulturraum amortisieren.

Was den Speiseplan einer Bevölkerung anbelangt, so ist die genetische Veränderung des Europäers sehr aufschlussreich. Hier findet sich bereits ein erster Hinweis, dass der Mensch trotz seiner Anpassungsfähigkeit stark an seine Region gebunden ist. Über Millionen von Jahren hat sich der Mensch nur aus seiner direkten Umgebung ernähren können. Es ist ihm gelungen, in jeder Region einen ausgewogenen Speiseplan zusammenzustellen. Durch den sich entwickelnden Handel öffneten sich nicht nur die Grenzen. Produkte aus ferneren Gegenden waren immer häufiger im Umlauf. Experimentierfreudigkeit und die aus der Not geborene Aufgeschlossenheit für neue Nahrungsmittel haben den Ernährungsplan fortwährend modifiziert. Neue Lebensmittel aus anderen Ländern wurden so erfolgreich kultiviert, dass sie als «einheimische» gelten, man denke nur an die berühmte Kartoffel, die südamerikanische Tomate oder unsere Gurke, deren Herkunft seit Kurzem in Asien vermutet wird (Gattung Cucumis) beziehungsweise in Australien und den Küstengebieten des Indischen Ozeans.[9] Heute gehört die Gurke zu den am häufigsten angebauten Gewächsen überhaupt.

Und wie viele andere Gemüsesorten wachsen heute auch die meisten Gurken in Gewächshäusern. Hochmoderne Unterglastechnik sorgt in jeder Jahreszeit und witte-

9 Vgl. *Scinexx. Das Wissensmagazin*, Ausgabe vom 7.10.2010. Gurke und Melone stammen vom Himalaya. Genetische Vergleichsstudien enthüllen den Ursprung aller Cucumis-Pflanzen in Asien und Australien.

44

rungsunabhängig für üppige Ernten. Moderne Technik erleichtert die harte Arbeit auf dem Land und parallel dazu auch in den Küchen.

Die Kunst des Kochens wurde immer weiter verfeinert, je größer die Kenntnisse über Lebensmittel wurden und je mehr Güter über Handelswege verfügbar waren.

In jedem Fortschritt liegt Gefahr

Die heilende Wirkung der richtigen Verwendung von natürlichen Nahrungsmitteln, Kräutern und Mineralien wird in vielen Kulturen als hohe Kunst geehrt. Die Gesunderhaltung des Körpers war immer wichtige Aufgabe der Ernährung. Die Kunst bestand darin, eine gesunde Nahrung auch höchstmöglich geschmacklich zu verfeinern. Dabei kann man durchaus flächendeckend über den Planeten Erde schweifen und dabei tief in die Geschichte blicken.

Bis in die heutige Zeit haben sich sehr viele Zweige und Formen durchaus diskutierbarer ganzheitlicher Ernährungsformen entwickelt. Interessant ist auch die Art und Weise, wie sie sich vermischen.

Alle Ernährungsreformer und Ernährungswissenschaftler sind sich grundsätzlich in einer Hinsicht einig: Durch die Hinwendung zu einer naturbelassenen Ernährung wird die gesamte gesundheitliche Konstellation positiv beeinflusst. Wenn sich der Mensch ausgewogen ernährt, wird er mit allen wichtigen Vitalstoffen versorgt und kann sich folglich gesund entwickeln. Sämtliche Theorien gehen davon aus, dass die Umstellung auf Vollwertkost und ausreichend körperliche Bewegung in der Regel ausreichen, um den Körper in ein gesundes Gleichgewicht zu bringen.

Die Wege zur gesunden Vollwertkost mögen verschieden sein und auch sehr unterschiedlich munden. Grundsätzlich waren sie einfach in der Herstellung und frisch verarbeitet. Doch in der modernen Industriegesellschaft hat auch hier ein Wertewandel eingesetzt. «Vollwertkost» ist nicht mehr nur die selbst hergestellte Nahrung aus frischen Zutaten, sondern ein Wachstumsmarkt. Während die ersten Reformer wahre Pionierarbeit leisten mussten, sammeln die neuzeitlichen Schulen Wissen, um es zugleich kommerziellen Vermarktungswegen zuzuführen. Doch zu diesem Perpetuum mobile später mehr.

Bislang hat es den Anschein, der Weg vom Jäger und Sammler zum Profi-Spitzenkoch hat dem Menschen stetigen *Mehrwert* beschert – mehr Lebensmittel, mehr Speisen, mehr Verfeinerung, mehr Genuss, mehr Intelligenz, mehr Gesundheit. Wäre da nicht die eine Veränderung, die das Thema Ernährung völlig neu aufrollt: Der Mensch wird vor vollen Töpfen krank!

Keine Veränderung im Topf über dem Feuer des Menschen hat so nachhaltige Folgen wie die Entwicklung der Industrialisierung in der Lebensmittelproduktion. Die Nahrungsmittelindustrie hat innerhalb eines halben Jahrhunderts alle bisherigen Regeln und Normen auf den Kopf gestellt. – Was geschieht hierbei mit Tradition, Religion und unseren natürlichen Instinkten?

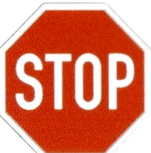

Suchen Sie nach den Wurzeln Ihres persönlichen Ernährungsprofils:

Welchen Kontinenten, Nationen und Regionen fühlen Sie sich kulinarisch verbunden?

Wie wurden Sie in der Kindheit geprägt?

Welche traditionellen Elemente sind bis heute in Ihrer Ernährung etabliert?

Gesellschaftlicher *Trend,* gesellschaftlicher *Zwang*

Würde der Mensch ohne die Kochkunst so sein, wie er ist? Vermutlich nicht. Kochkunst und gesellschaftliche Entwicklung gehen Hand in Hand. Die tägliche gemeinsame Mahlzeit hat den Menschen aus vielen Gründen verändert.

Wie es war …

Das Zusammenleben frühmenschlicher Gruppen bekam durch regelmäßige gemeinsame Mahlzeiten ein viel stärkeres Gewicht. Die erste Koch- und Tischgesellschaft entstand. Man traf sich, tauschte sich aus, regelte die soziale Rangordnung. Die Kochstelle entwickelte sich zu einem sozialen Zentrum.

Arbeitsteilung wurde sinnvoll und vielseitiger. Neben Sammeln und Jagen kam jetzt noch das Kochen hinzu. Die Feuerstelle ermöglichte eine vielseitigere Betreuung der Kinder. Damit wurde auch das Verhältnis zwischen Mann und Frau immer ausgeklügelter.

Kochen als regelmäßiger Arbeitsbereich wurde in den meisten Gesellschaften die Aufgabe der Frauen. Die Zubereitung von erjagten Beutetieren über dem Feuer war jedoch die Aufgabe der Männer.

Am Feuer teilen

Mit der immer vielseitigeren Kunst des Kochens kam auch die Entwicklung des Menschen ins Brodeln. Der Aktionsradius der Jäger und Sammler wurde durch die höhere Energie gekochter Nahrung immer größer. Gekochte Nahrung bleibt länger im Magen. Das gilt insbesondere, wenn Fett verwendet wird – wie beim Kochen üblich. Die Jäger konnten gezielter ihre Nahrung dosieren und sie konnten länger haltbare Vorräte einplanen und mitnehmen.

Die gekochte Nahrung setzte sich gegenüber Rohkost durch. Sie war ergiebiger und der Mensch brauchte weniger Zeit, um seine Speisen zu zerkauen.

Mehr und besser verfügbare Nahrung wurde vom menschlichen Körper ebenfalls effektiv genutzt. Es wird vermutet, dass das Wachstum des Gehirns in direktem Zusammenhang mit der Kochkunst steht. Besser verfügbare Energien wurden dem Gehirn zugeführt, das sich enorm schnell zu entwickeln begann – es wuchs.

Der Mensch verteilte sich über den gesamten Erdball, fand überall eine ihm angemessene Nahrung oder er passte sie an seine Bedürfnisse an. Es gibt etliche Speisen, die nur durch den Kochprozess genießbar werden: Bohnen, Reis, Kartoffeln oder Quitten zum Beispiel. Der Mensch integrierte sich in jede Umgebung und *machte sich die Erde untertan*, indem er sich ihrer Schätze bediente.

Ganz langsam entwickelte sich der *Homo sapiens (der weise Mensch)* zum heutigen Kulturgeschöpf.

Ob es wirklich weise war, sich so weit von der Natur zu entfernen? Diese Frage wird von überzeugten Rohköstlern verneint. Demgegenüber steht eine Tatsache, die nachdenklich macht: Kaum ein Mensch bezieht seine Lebensmittel heute noch direkt aus der Natur. Wahre Jäger und Sammler gibt es nur noch in einigen archaischen Kulturen. Bekanntlich sind diese Kulturen – aus ganz unterschiedlichen Gründen natürlich – vom Aussterben bedroht.

Hunger ernten

Die menschliche Population wuchs. Sammlungen aus natürlichen Nahrungsquellen reichten nicht mehr aus, um die Bevölkerung zu ernähren. Vermutlich schon 10.000 – 7.000 v. Chr.[10] wurde der Mensch sesshaft und begann, durch künstliche Erzeugung von Lebensmitteln seine Ernährungssituation zu sichern.[11] Klima, Kriege und Feudalismus mit Leibeigenschaft machten es den Bauern schwer. Selbst in größten Mangelsituationen haben die Herrschenden nicht auf üppige Mahlzeiten und ausufernde Festlichkeiten verzichtet. Inzwischen ist bewiesen, dass selbst größte Hungersnöte nichts mit einem tatsächlichen Mangel an Nahrungsmitteln zu tun haben, sondern durch eine ungleiche Verteilung der Lebensmittel entstehen.

Gerechtigkeit wird es unter Menschen nie gegeben haben. Auch in den Sippen, die sich um ein Feuer versammelten, gab es gewaltige Rangunterschiede. Doch solange man sich bei der Kochstelle noch in die Augen schaute, blieb eine soziale Kontrolle. Eine Weisheit, die bis heute Gültigkeit besitzt. Das Essen wurde vor den Augen der anderen verteilt und gegessen – wenn auch nicht in gleichen Verhältnissen. Zusammengehörigkeit wird symbolisch und materiell gefestigt – täglich.

Die Kelten (die Römer bezeichneten den Teil der Kelten, der nördlich von Aquitanien/ Südfrankreich und südlich von Belgien lebte, auch als Gallier, hinterließen uns einige wertvolle Kochrezepte, die beweisen, dass schon die Kochkunst der Menschen der Eisenzeit durchaus trickreich und vielseitig war. Historiker bedauern, dass die Kelten die Schriftkunst eher vernachlässigten. Kultur und Wissen wurden vor allem mündlich überliefert. Es waren jedoch die Römer und Griechen, die diese Rezepte aufschrieben.

---

10 Ältere Forschungen behaupten 9.000 – 2.000 v. Chr.

11 Mit dem Landbau wurde laut Mark N. Cohen nur deshalb begonnen, weil der Bevölkerungsdruck dies erzwang (Cohen, 1977, S. 15).

Die Bauern und Viehzüchter kannten eine Vielzahl von Getreidesorten: Emmer, Einkorn, Weizen, Roggen, Dinkel, Gerste und Hafer. Sie backten Fladen und rührten Breie, die sie süß oder herzhaft zu würzen wussten. Auch Bohnen und andere Feldfrüchte wurden kultiviert. Die Milch des Viehs konnte auf mannigfache Weise konserviert werden: Käse, Dickmilch und Joghurt waren bekannt. Fleisch wurde verwurstet und ebenso wie Fisch getrocknet oder mit wertvollem Meersalz gepökelt. Glaubt man den Berichten, dann lebten die handelstüchtigen Kelten recht rau, aber gut und üppig.

Bis heute wird vor allem in Schottland das keltische Erbe gepflegt. So bezeichnen die Schotten ihr Haggis als typisch keltische Traditionsspeise. Innereien eines Schafes (Herz, Leber, Lunge, Nieren) werden mit Zwiebeln, Kräutern, Pfeffer und Salz stark gewürzt und durch Hafermehl und viel Talg gebunden. Die feste Masse wird in gesäuberte Schafmägen gefüllt und dann gekocht. Die feste Kochwurst isst man zu Rüben und Kohlgerichten im Winter. Seit es Kartoffeln gibt, werden auch diese gerne serviert.

Dieses Rezept zeigt deutlich, wie erfinderisch die Menschen waren, um Lebensmittel möglichst *komplett* und schmackhaft zu nutzen, sie aber auch gleichzeitig länger haltbar zu machen. In jeder Region sind spezielle Speisen bekannt, wo sogenannte «Schlachtabfälle» (Blut, Innereien, Fleischreste, Fett) mit Getreide gebunden werden: Das rheinische Panhas wird mit Buchweizen angedickt, das norddeutsche Punkebrot (Punkewurst) mit Gerstenschrot. Weggeworfen wurde nur, was nicht mehr für die menschliche Ernährung taugte.

Geschlachtet wurde gemeinsam. Auch die Verarbeitung des Fleischs geschah in Gruppen. Im Gegensatz zu den Getreide-, Gemüse- und Milchspeisen war das Zerlegen und Zubereiten von Fleisch und Wurstwaren wieder Männersache. – Das sprichwörtliche Schlachtfest war die Krönung der Arbeit für alle Beteiligten.

In feudalen Verhältnissen entwickelte sich die Verteilung der Nahrung anders.[12] Die Gesellschaft trennte sich jetzt in zwei auseinanderklaffende Gruppen. Diejenigen, die das Essen erwirtschafteten, darüber aber nicht verfügen durften. Ihnen blieb, was ein Lehnherr ihnen ließ.[13] Und diejenigen, die das Essen genossen, mit seiner Herstellung aber nichts mehr zu tun hatten.

50

Parallel zu dieser ungleichen Verteilung von Lebensmitteln haben sich auch unterschiedliche Speisen entwickelt. Die Herrschenden aller Länder speisten selbstverständlich «feudaler» als die Vasallen, die sehr unter den vielen Kriegen während der Zeit des Mittelalters zu leiden hatten.

Je nach Region und der Einsicht des Feudalherrn standen den Bauern völlig unterschiedliche Nahrungsmittel zur Verfügung. Diese reichten manchmal nicht einmal zum Überleben. Für ihre Arbeit ernteten sie Hunger.

Doch ganz gleich, wie dürftig die Kost ausfiel, die Menschen bereiteten sie mit viel Liebe und Rafinesse zu. Und wieder entwickelt sich hierbei ein paralleler Nutzen: die Konservierung. Auf unterschiedliche Weise gegart, gepökelt, sauer oder süß eingelegt, manchmal auch getrocknet, hält eine Speise länger und hat einen ganz eigenen Geschmack. Bis heute schätzen wir derart verarbeitete Produkte wie saure Gurken, eingelegte, getrocknete Tomaten oder Salzhering. Die Kunst der guten Zubereitung von Speisen wird überall hoch geschätzt und gepflegt. Auch nach dem Zweiten Weltkrieg wusste man um die hohe Kunst der nachhaltigen Nutzung von Speisen. Brotsuppe aus altem, hart gewordenem Brot oder Kanten und Kohlsuppe sind derartige Kreationen, die man gerne auch im Kochwasser von Salzkartoffeln zubereitet hat. Aus den Schalen von Gemüse und aus Knochen, Gräten und Fischköpfen (wenn man überhaupt welche hatte) wurden würzige Brühen gekocht. Es wurde nichts weggeworfen.

---

12 Der Ausdruck Feudalismus stammt vom Lateinischen *feudum* und bedeutet «Lehen». Das Lehnswesen des Mittelalters ging in spätfränkischer Zeit aus der Unterhaltspflicht eines Herren gegenüber seinem Vasallen hervor. Diesem wurde Land zunächst kostenlos als Leihgabe (als *beneficium*, seit dem 11. Jahrhundert auch *feudum*, *feodum* oder *fevum* = Lehen genannt) übergeben. Das Lehen besiegelt gegenseitige Treue. Es sicherte die wirtschaftliche Grundlage des Vasallen, der ja auch für die im Herrendienst entstehenden Kosten (z.B. für Waffen, Kriegsknechte und Rösser) aufkommen musste.

13 Das Prinzip existiert – überspitzt betrachtet – bis in die Gegenwart: Industrienationen vs. Entwicklungsländer.

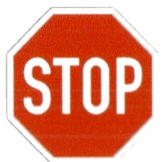

Hand aufs Herz:

Denken Sie an die letzte Woche. Wie viele und welche Lebensmittel haben Sie in den Müll geworfen – und warum?

War die Qualität schlecht – oder die eigene Planung?

Dem eigenen Geschmack entsprechen

Wenn eben möglich, aß der Mensch in Gesellschaft – in einer Gesellschaft, die *seinem* Geschmack entsprach. Auch dieser Ausdruck kommt nicht von ungefähr. Der Gaumen gewöhnt sich dabei an bestimmte Kost.

Die regional gepflegte *Hausmannskost* mit charakteristischen Genüssen brachte die Menschen zu jeder Zeit in Verzückung. Und ganz nebenbei ortet der Gaumen die unbedingte Zugehörigkeit zu einer Region! Jeder Landsmann schwört auf die Spezialitäten aus seiner Heimat, die jeweils *unübertroffen* munden. Dabei kann es sogar so weit kommen, dass man über einzelnen Zutaten in Streit gerät.

So schwört der Dresdner auf seinen echten Striezel, einen Christstollen, der im Originalrezept ganz ohne Marzipan gebacken wird. Ein echter Striezel enthält mindestens 3 kg Butter oder Margarine sowie 6 kg Trockenfrüchte – ausschließlich Rosinen, Sultaninen oder Korinthen – sowie Zitronat und Orangeat, bezogen auf 10 kg Mehl.

Der Rheinländer liebt es, wenn im Stollen kleine Stückchen Marzipan der Zunge schmeicheln, und die Münchener Bäckerinnung ließ gleich einen «Münchner-Kindl-Stollen» entwickeln, der Macadamia-Nüsse im Rezept vorsieht.

Grund genug für den Dresdner, verächtlich die Nase zu rümpfen – für ihn ist und bleibt der Striezel der *richtige* Stollen.

Was ist Ihre Stammgesellschaft?

Lieben Sie Ihre regionale Küche?

Wann haben Sie zuletzt gutbürgerlich gespeist?

Können und wollen Sie selbst Hausmannskost zubereiten?

Schleichende Veränderung

Noch Anfang des 20. Jahrhunderts regeln klare Rollenverhältnisse zwischen Mann und Frau, vor allem aber der Berufsstand und das Einkommen, auch das Wie und Was des Essverhaltens. Von einem Trend[14] im heutigen Sinne kann in der arbeitenden Bevölkerung noch keine Rede sein, weil die Ernährung noch keinem Konsumverhalten unterliegt. Die Ausnahme bilden auch hier die wohlhabenden Schichten, die sehr wohl schon Trends auf dem Speiseplan verwirklicht haben.

Betrachtet man aber das statistische Mittel der Bevölkerung, ganz abgesehen von traditionsbewussten Gruppen und dekadenten Reichen, so erlebt die Ernährung der Menschen mit der Industrialisierung eine völlig neue Dimension.

Nach einem langen Entwicklungsweg haben sich die Ess- und Ernährungsgewohnheiten seit Mitte des 20. Jahrhunderts radikal gewandelt. Damit verbunden fand auch ein umfassender Wertewandel statt.

---

14 Vom Englischen *trend* übernommen; doch schon im Mittelhochdeutschen vorhanden: *trendeln:* kreiseln, nach unten rollen.
Die Trendforschung gilt als Instrument zur Beschreibung von Veränderungen und Strömungen in allen Bereichen der Gesellschaft.

Satt produzieren

Seit die Industrienationen zu Wohlstandsgesellschaften wurden, sind auch die erwähnten Trends in der Ernährung entstanden. Kleingärten waren in den westlichen Bundesländern bis in die sechziger Jahre und in der DDR bis zur Wende eine wichtige Quelle für die Versorgung mit Lebensmitteln. Doch der Kapitalismus sorgte für volle Regale, und so wurde der moderne Mensch der zeitaufwendigen Arbeit im Schrebergarten überdrüssig und frönt nun lieber zwischen Zierpflanzen und Pflichtanbau auf der Liege dem Müßiggang.

Seine Lebensmittel bezieht der moderne Mensch in Industrienationen fast uneingeschränkt aus kultivierten Anbauflächen und Zuchtbetrieben. Unsere Wälder sind forstwirtschaftliche Kulturen mit überschaubarem, registriertem Wildbestand. Vielleicht kann man den Fischfang noch als letzte (umstrittene) natürliche Quelle von Nahrung bezeichnen.

Doch obgleich immer weniger Menschen ihre Lebensmittel selbst anbauen, wird die Nachfrage nach Naturprodukten immer größer. – Eine Medaille hat stets zwei Seiten.

Trend: Naturprodukte

Der Wunsch nach mehr Natürlichkeit steht der wirtschaftlichen Entwicklung gegenüber – schon vor Jahrzehnten kam der Slogan «back to nature» auf – zurück zur Natur. Naturprodukte, Wildsammlungen und Bioanbau sind in. In Deutschland wirtschafteten Ende des Jahres 2009 21.047 landwirtschaftliche Betriebe auf 947.115 Hektar Fläche ökologisch nach den Bestimmungen der EG-Rechtsvorschriften für den ökologischen Landbau, das sind 5,6 Prozent aller Betriebe, und zwar auf 5,2 Prozent mehr Bio-Fläche als noch ein Jahr zuvor, so die Schätzungen des Bundes Ökologische Lebensmittelwirtschaft (BÖLW).[15] – Kultur mit größtmöglicher Rücksicht auf die Natur?

15 Die Zahlen stammen von der Agrarmarkt Informations-Gesellschaft mbH.

Der Ökoanbau setzt weltweit Zeichen, dass der Mensch durchaus in der Lage ist, im Einklang mit der Natur gesunde Nahrung zu produzieren. Doch auch in den Bioläden setzen sich immer mehr Produkte durch, die weder mit der Region noch mit der Saison zu tun haben. Und noch ein Phänomen ist nicht zu stoppen: Industriell vorgefertigte Lebensmittel in Bioqualität nehmen rasant zu. Und das, obwohl die einstige «Müslibewegung» mit dem klaren Ziel antrat, gegen diesen schon in den siebziger Jahren erkennbaren Trend anzutreten. Gezielt setzte man sich für eine naturbelassene Ernährung aus möglichst unbehandelten Rohstoffen ein. Dabei gab es in den Anfängen Begriffe wie «Bio» oder «Öko» noch gar nicht.

Zwar wurde bereits 1928 das erste Warenzeichen für Naturkost gegründet, und die Verwendung des Logos wurde sogar kontrolliert: *Demeter*. Richtig los ging die Naturkostbewegung aber erst in den siebziger Jahren.

Erzeugnisse aus ökologischem Anbau waren in den Anfängen noch rar, nur wenige konventionelle Produkte passten ins gesunde Profil. Auf der Suche nach neuen Kontakten fand 1975 ein erstes Treffen der Läden in Braunschweig statt.

Der erste Bioladen wurde 1971 gegründet. Mit dem Namen *Peace Food* eröffnete eine Yogaschule in Berlin-Schöneberg Europas ersten Bioladen.

Die Pioniere waren damals froh, wenn sie überhaupt naturbelassene Lebensmittel – insbesondere Getreide – käuflich erwerben konnten. Vor diesem Hintergrund bekommen auch die Begriffe wie «Müslibewegung» oder «Körneresser», denn Getreide war Hauptbestandteil der «neuen» Ernährungsreform, eine zeitliche Bedeutung. Die Reformhäuser hatten seinerzeit fast auf Nahrungsergänzungsmittel, Körperpflegeprodukte und Kräutertees umgestellt, frische Lebensmittel waren kaum zu finden.

Dabei hatte sich auch die Reformbewegung in der Mitte des 19. Jahrhunderts kritisch der zunehmenden Industrialisierung und dem Materialismus entgegengestellt. 1887 eröffnete Carl Braun ebenfalls in Berlin die *Gesundheitszentrale*. Damit stand Braun mitten in einem gesellschaftlichen Trend. Die Jugend machte mobil, die Wandervögel suchten nach neuen Wegen in ein freies Leben. Auch das damalige Leitmotiv lässt sich später wiederfinden: «Zurück zur Natur».

Knapp einhundert Jahre später stehen hinter der Idee von gesunder Nahrung auch verschiedene Ideologien, die jeweils ganzheitliche[16] Lebensweisen propagieren. Um den Reformgedanken und Wandervogel-Slogan zu aktualisieren, wurde ein einfacher, wirksamer Trick eingesetzt: Man nutzte für die Ökobewegung im 20. Jahrhundert den Anglizismus: «Back to Nature» – schon ist man international und modern. So einfach geht das.

Trend: Bio-Pizza und -Backmischungen

Längst ist auch die Müslibewegung Geschichte geworden. *Peace Food* hat inzwischen geschlossen.[17] Auch Hamburgs ersten Bioladen und den darauf gegründeten ersten Naturkostgroßhandel *Schwarzbrot* gibt es nicht mehr. Dafür gibt es jetzt in jeder größeren Stadt Bio-Supermärkte. In Deutschland wurden 80 solcher Märkte allein im Jahr 2007 eröffnet[18] – mit einem sogenannten «Vollsortiment»: Hier gibt es Körner und Weißmehlprodukte, aber alles in kontrollierter Qualität – Bio, logisch!

1983 fand in Nürnberg die erste Messe für ökologische und fair gehandelte Produkte statt, die seinerzeit noch *Müsli* hieß. Vom Müsli-Image will und ist die Branche schon lange weg. Aus der *Müsli* ist inzwischen die *BioFach* geworden. 2.557 internationale Aussteller aus 121 Ländern und 43.500 Fachbesucher kamen 2010 zur Messe.[19]

---

16 *Ganzheitlichkeit*: Der Begriff taucht erstmals bei Hippokrates von Kos auf (um 460 v. Chr.). Die koische und die knidische Ärzteschule unterschieden sich in ihrer Grundkonzeption: Die Koer gingen von einer Allgemeinerkrankung mit individuellen Abwandlungen aus, die Knidier von lokalisierbaren Einzelerkrankungen.

17 *Der Tagesspiegel*, Berlin, Ausgabe vom 28.6.2007.

18 http://www.dw-world.de/dw/article/0,,3141294,00.html

19 Weitere Informationen und Termine sind zu finden unter: www.biofach.de.

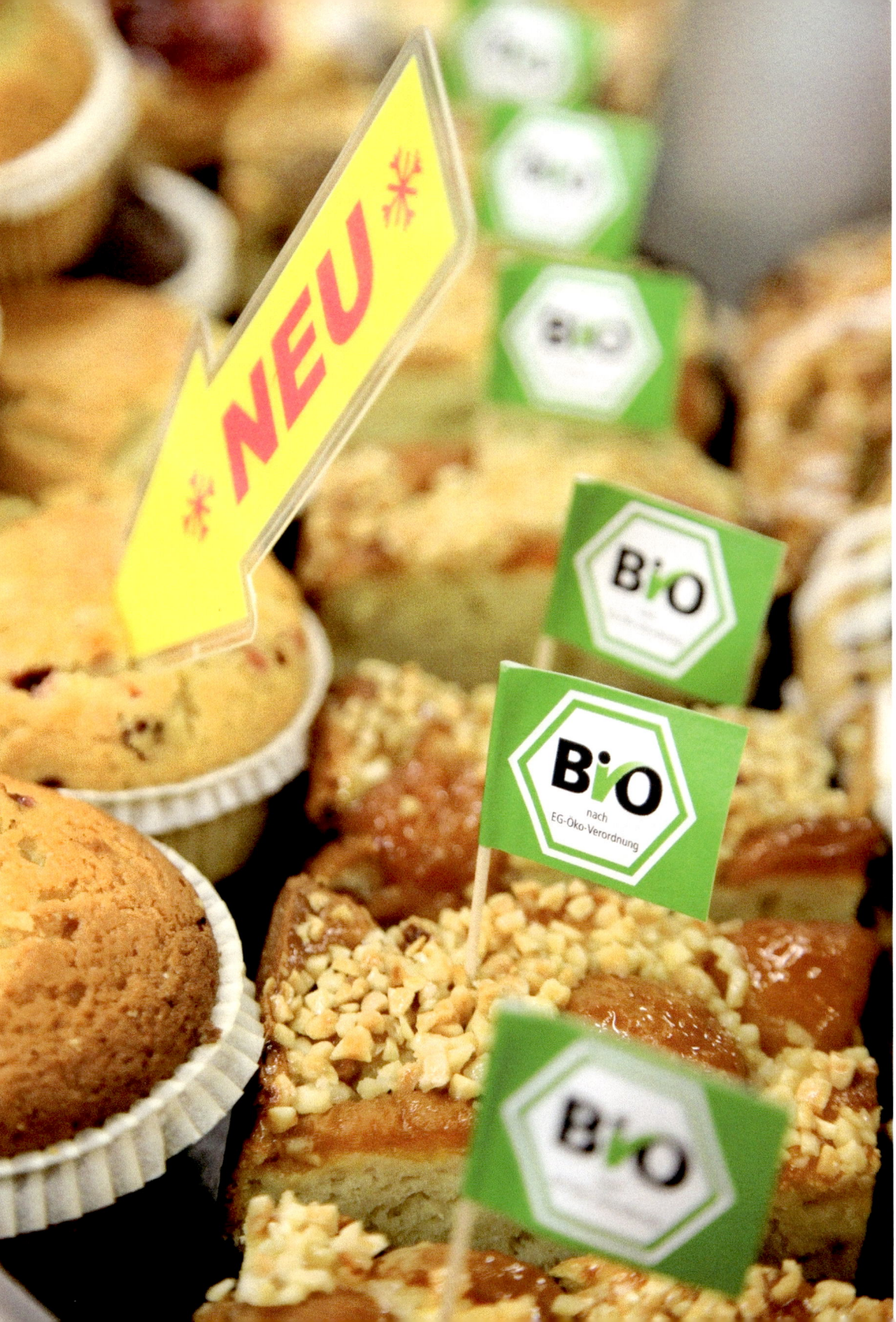

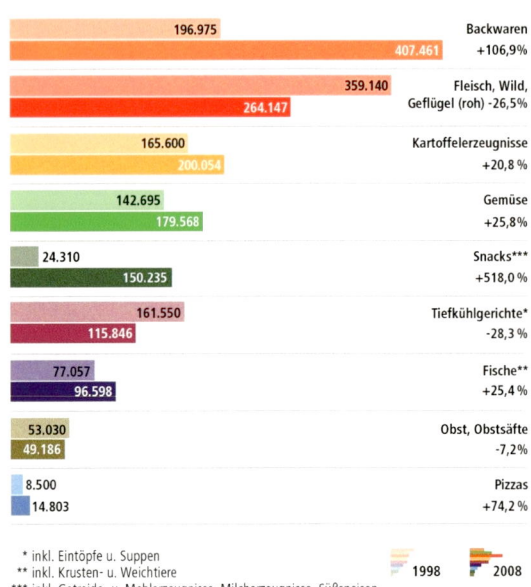

Tiefkühlmarkt
Außer-Haus-Markt 1998/2008

Mengenentwicklung (in Tonnen)
Veränderung (in Prozent)

196.975	Backwaren	
407.461	+106,9%	
359.140	Fleisch, Wild,	
264.147	Geflügel (roh) -26,5%	
165.600	Kartoffelerzeugnisse	
200.054	+20,8%	
142.695	Gemüse	
179.568	+25,8%	
24.310	Snacks***	
150.235	+518,0%	
161.550	Tiefkühlgerichte*	
115.846	-28,3%	
77.057	Fische**	
96.598	+25,4%	
53.030	Obst, Obstsäfte	
49.186	-7,2%	
8.500	Pizzas	
14.803	+74,2%	

* inkl. Eintöpfe u. Suppen
** inkl. Krusten- u. Weichtiere
*** inkl. Getreide- u. Mehlerzeugnisse, Milcherzeugnisse, Süßspeisen

1998   2008

Quelle: Deutsches
Tiefkühlinstitut e.V.

Auch die Produktpalette heutiger Aussteller hat kaum noch etwas mit der *Müsli* zu tun. Das Programm an vollwertigen Nahrungsmitteln ist auf dieser Messe jedoch umfassend, ausgesprochen vielseitig und ursprünglich. Aber auch im Naturkostfachmarkt werden Lebensmittel angeboten, die der konventionelle Markt auch kennt – wenngleich in kontrolliert biologischer Qualität. Es gibt Cola, Bier, Schnaps, Kuchen, Zuckerschleckereien und natürlich Fertig- und Tiefkühlprodukte aller Art. Lecker und schnell heißt auch hier die Devise.

Jedes Jahr werden mehr Pizzen und Tiefkühlpasta, Donuts und Bratwürste verkauft – auch im Naturkostladen. Das ist der Trend.

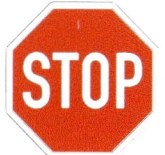

Beobachten Sie Ihr Einkaufsverhalten: Wann greifen Sie selbst ins Tiefkühlfach? Nur unter Zeitnot?

So wundert es kaum, dass 2009 die Deutschen 60 Prozent häufiger ins Tiefkühlfach gegriffen haben als noch vor zehn Jahren. Der Renner: Tiefkühlpizza.

Fazit: *Bio* liegt im Trend, nicht Vollwertkost. – Zum wiederholten Male wird eine Bewegung mit dem Ziel einer gesunden, naturbelassenen Ernährung von innen her ausgehöhlt. Zum zweiten Mal finden sich nach ein paar Jahrzehnten harter Pionierarbeit genau die Produkte in den Regalen der Reformer, gegen die diese einst selbst vehement gewettert haben. Warum?

Was hat selbst die Verfechter von naturbelassenen Lebensmitteln veranlasst, die ursprüngliche Idee einer naturbelassenen Vollwerternährung immer weiter aufzuweichen?

Warum gibt es Tiefkühlpizza aus Auszugsmehl in Bioqualität?

Wer kauft diese Produkte, die sich eigentlich widersprechen, wenn man auf die Wurzeln der Naturkostbewegung blickt?

Für diese Antworten ist es im Augenblick noch zu früh. Wir müssen wieder in den Rückspiegel schauen, um vorausschauend denken zu können. Also werden wir uns wieder durch einen Geschichtsberg löffeln, um häppchenweise vom Brot der Erkenntnis zu kosten.

Trend: Heute im TV – morgen in Mode

Wir befinden uns auf unserem Ernährungsausflug durch die Geschichte jetzt mitten im Wirtschaftswunder.

Mit wachsendem Einkommen füllen sich die Teller. Die Menschen haben nach langen Zeiten der Knappheit mehr als genug zu essen. In Amerika hält 1955 die Gefriertruhe Einzug in die Haushalte – die Erfindung wird ein Renner! In Deutschland sind Kühlschränke und moderne Küchenherde immer noch rar. Viel wichtiger ist hier die Anschaffung eines Fernsehgerätes.

Grund für soziologische Untersuchungen geben allein die stürmisch wachsenden Zuschauerzahlen: Am 4. Februar 1955 wird der 100.000ste Fernsehteilnehmer in der damaligen Bundesrepublik Deutschland registriert, am 21. Dezember beginnt auch die DDR offiziell mit ihrem Fernsehbetrieb. Der Sozialwissenschaftler Theodor Adorno bringt bereits 1953 seinen Aufsatz *Fernsehen als Ideologie* heraus.[20]

Mit dem Fernsehen kommt die ferne Welt ins Haus. Fernsehen wird Kult. Unter anderem gelingt dem ersten TV-Koch der Durchbruch. Der Schauspieler Clemens Wilmenrod, gebürtiger Carl Clemens Hahn, kann eigentlich am Anfang gar nicht kochen, er macht aber Appetit.[21] Ihm verdanken wir den «Toast Hawaii» (überbackenes Toastbrot mit Schinken, Ananas und Käse), die Idee der «gefüllten Früchte» (Wilmenrod nahm Erdbeeren) und das in Vergessenheit geratene «Arabische Reiterfleisch» (Hackfleisch mit allerlei zerkleinerten Zutaten vermengt, schnell und kurz gebraten).

Trend: Kleine Häppchen, wenig Arbeit … und lecker!

Erfolg hatten diese Gerichte, weil sie wenig Arbeit machten und einen weiteren Trend berücksichtigten: die geselligen Abende – mit oder ohne Fernsehberieselung auf inzwischen drei Programmen. Auch Dosenfrüchte und labbriges Weißbrot haben die Amerikaner in der deutschen Bevölkerung beliebt gemacht. Aber warum wurde

---

20 Theodor W. Adorno, «Fernsehen als Ideologie» (1953), in: Ders., *Eingriffe*, Frankfurt/M. 1963, S. 83 – 84.

21 Fernsehkoch vom 20. Februar 1953 bis zum 16. Mai 1964 in der NWDR- bzw. WDR-Sendung *Bitte, in zehn Minuten zu Tisch.*

ein Fernsehkoch berühmt, der eigentlich gar keine richtige Mahlzeit auf den Tisch brachte?

Wilmenrod brach ein Tabu: Er belegte das anfangs umstrittene weiche Brot «unverschämt» dick. Aber genau das schmeckte lecker und es war im Handumdrehen fertig. Lecker und schnell – das gefiel den Leuten.

Die Alten beäugten den neuen amerikanischen Trend mit Misstrauen. Aber die jungen Leute und Familien hatten großen Gefallen an der unkomplizierten, üppigen und lustvollen Lebensweise.

Wichtig war, dass auch die Hausfrau wenig Arbeit mit den Speisen hatte, die dennoch für Anerkennung sorgen und satt machen sollten. Russische Eier, Kartoffelsalat, Würstchen aus der Dose oder Rollmops aus dem Glas wurden mit dem aus den USA «importierten» Waldorfsalat als erste Party-Gerichte deklariert. Käse-Igel, gefüllte Eier und Spargel-Schinken-Röllchen sind weitere Beispiele.

Noch rollte die Dame des Hauses den Spargel selbst. Schleichend eroberten aber genau hier erste Konserven den Markt: Der Spargel kam bereits Anfang der sechziger Jahre immer häufiger aus dem Glas. Gürkchen und Silberzwiebeln wurden auch nicht mehr immer selbst eingelegt. So langsam füllten sich die Regale beim Kaufmann.

Vorwiegend abends wurde Derartiges in Gesellschaft aufgetischt. Am Nachmittag gab es immer noch pünktlich (um 12:00, 12:30 oder spätestens 13:00 Uhr) die warme Mittagsmahlzeit. In großen Firmen etablierten sich derweil die Werkskantinen und wurden begeistert angenommen.

Ganz neu auf dem Mittagstisch dampften in diesen Jahren auch warme Spaghetti mit Tomatensoße, Bolognese oder Carbonara, die nicht selbst genudelt,[22] sondern getrocknet aus der Tüte kamen.

---

22 Ein Grundrezept für frische Pasta ist auch im Rezeptteil dieses Buches ab S. 187 zu finden.

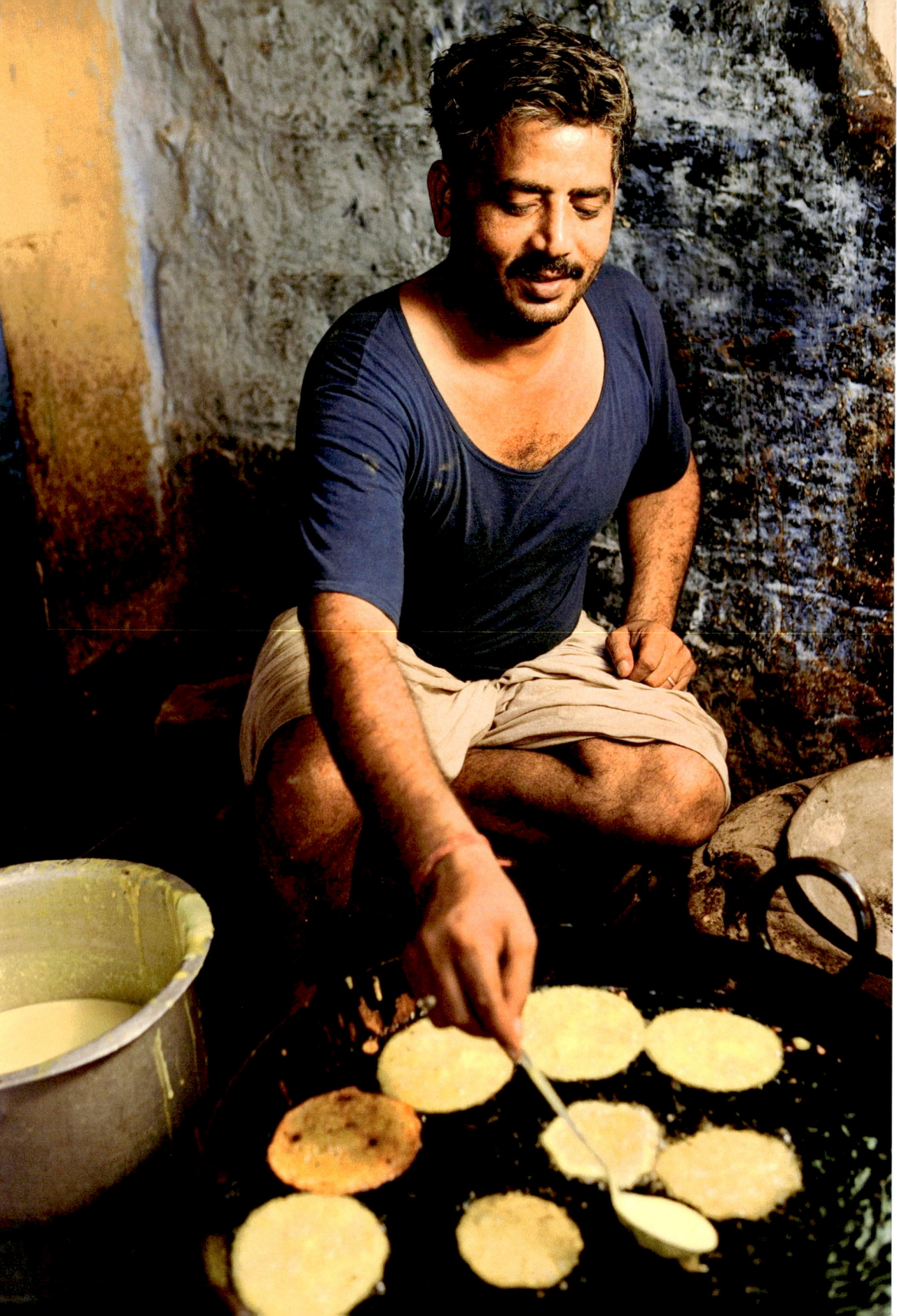

Trend: Aus fremden Landen

In Deutschland waren es vor allem Gastarbeiter, die ihre Lebensmittel, Speisen und Rezepte mitbrachten, wenig später Nationalitätenlokale eröffneten und über Feinkostläden bis hin zum großräumigen Discounter ihre Waren feilboten.[23] Auch hier wurde das Angebotsnetz immer engmaschiger. Was man zunächst nur in großen Städten bekam, ist heute in jeder Kleinstadt, oft sogar auf dem Dorf erhältlich.

Zunächst hat es den Anschein, dass Einwanderer sich vor allem mit traditioneller Ernährung ein Stück Geborgenheit und Heimat erhalten. Schritt für Schritt, in kleinen Etappen – keinesfalls gleichmäßig – vermischen sich die Esskulturen. Man kann sagen, dass mit wachsender Integration auch der Speiseplan wächst – auf beiden Seiten.

Parallel mit den Gastarbeitern brachte das Wirtschaftswunder Urlaubsreisen für eine breite Bevölkerung. In schöner, entspannter Umgebung wurden an fremden Tafeln neue kulinarische Köstlichkeiten verspeist. Mit verzücktem Gaumen brachten die Touristen nicht nur Andenken mit, sondern auch viele Rezeptideen. Wieder zurück in der Heimat, lockten die feilgebotenen Waren in manchem italienischen, griechischen, türkischen oder asiatischen Feinkostladen bald auch Einheimische an. Umgekehrt bekommt man im «fernen Mallorca» Sauerkraut mit Bratwurst – so mancher Urlaubsort hat seinen Speiseplan nach den Gepflogenheiten der Länder ausgerichtet, aus denen die meisten Urlauber kommen.

Auf diese Weise durchdringen immer mehr zunächst fremde Ernährungsgewohnheiten, auswärtige Lebensmittel und kulturfremde Speisen die traditionellen Gewohnheiten.

---

23 Die ersten Gastarbeiter, die in dieser Zeit angeworben wurden, kamen aus Italien, Spanien, dem ehemaligen Jugoslawien, in geringerer Zahl auch aus Griechenland (sog. «Anwerbestaaten»). Ab 1960 kamen auch Gastarbeiter aus der Türkei und Portugal. 1964 wurde in der Bundesrepublik der offiziell einmillionste Gastarbeiter, ein Portugiese, begrüßt (Quelle: Wikipedia).

Gleichzeitig werden auch soziale Gepflogenheiten vermittelt. So essen nicht wenige Deutsche inzwischen mit Stäbchen. Die Asiaten greifen in etlichen Lokalen zu Messer und Gabel. Aus mediterranen Ländern stammt die Sitte, einen großen Salat beziehungsweise ziemlich originalgetreue Antipasti als anregende Vorspeise zu reichen. Die ursprünglich deutsche Variante, einen kleinen Salat *zur* Hauptspeise zu servieren, kommt dabei immer mehr aus der Mode.

Trend: Viel und billig

Das Angebot wächst und wächst. Parallel wird jedoch der Acker, auf dem die Lebensmittel angebaut werden, immer kleiner.

Seit etwa 50 Jahren schrumpft die bäuerliche Landwirtschaft. Kleine Betriebe können im Preiskampf nicht mehr überleben. Die moderne Nahrungsmittelproduktion ist stark von moderner Technik geprägt: Gewächshäuser, Maschinen, Pflanzenschutz und perfekte Logistik bestimmen den Erfolg. Es reicht nicht mehr aus, «nur» Nahrungsmittel zu produzieren. Schnell, viel und billig – nicht mit günstig zu verwechseln – heißt die Devise.

Der Verbraucher zeigt sich launisch. Er scheint nach immer neuen Produkten zu verlangen, möglichst zu einem sehr niedrigen Preis. Die Bildungsinitiative der Schweizer Nationalbank untersuchte die Ausgaben für Lebensmittel. Demnach wurden im Jahr 1921 38,8 Prozent des Einkommens für Lebensmittel ausgegeben, 2005 waren es gerade noch 7,7 Prozent. Betrachtet man die innerdeutschen Verbraucherpreise der letzten zehn Jahre, so bringt nur die Einführung des Euro einen merklichen Preisruck.[24]

Der regionale Anbau nimmt ab. Immer mehr Obst und Gemüse werden importiert, zurzeit etwa die Hälfte des Gesamtverbrauchs. Hauptlieferanten sind Holland,

24 Statistisches Bundesamt, April 2005/Themenbaukasten der Preisstatistik Nr. 23.

gefolgt von Spanien: Tomaten, Auberginen, Paprika, Gurken, Salat und Melonen aus der Hightech-Lebensmittelproduktion – jederzeit termingerecht lieferbar.

Trend: Öfter mal was Neues

Einem Trend, also dem Interesse an fremden Früchten und Gewürzen, folgte sehr bald der Markt. Die vor 50 Jahren noch fast unbekannte Paprika gehört inzwischen zum Standardrepertoire jedes Gemüsehändlers. Asiatische Lychees liegen beim Billigdiscounter, von Zitrusfrüchten aller Art ganz zu schweigen. Während selbst kleine Kinder sich mit exotischen Früchten hervorragend auskennen, sind zumindest der jungen Generation regionale Obst und Gemüsesorten häufig völlig unbekannt. Pastinake, Topinambur, Kohlrüben, Schwarzwurzeln, Petersilienwurzel und vor allem heimische Getreidearten werden in immer weniger Küchen frisch verarbeitet. Uralte Apfelsorten sind inzwischen sogar vom Aussterben bedroht. Aber es gibt wieder erste Bemühungen, die «alten Sorten» zu rekultivieren.

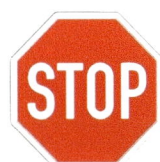

Testen Sie sich selbst: Welches Gemüse, welche Früchte erkennen Sie im Laden, ohne das Hinweisschild zu lesen?
Welche Frucht stammt aus Ihrer Heimat?

Trend: Mundgerecht

Wer denn glaubt, dass es «nur» mit einer veränderten Auswahl an frischen Produkten getan sei, der findet in den Regalen der Anbieter eine erstaunliche Antwort. Nein, es reicht nicht aus, die Lebensmittel anzubieten. Verdient wird an der Verarbeitung. Obstsalate und herzhafte Salate, fertig angerichtet und mit kleinen Schinken- und Käsestückchen sowie danebenliegender Soße sind im Trend. Einfach Schale aufreißen und essen und nicht mehr selbst schälen und zerteilen. Obst zum Trinken ist der neueste Hit im Regal. Charmanterweise werden diese Produkte häufig *Smoothie* genannt, was so viel heißt wie «cremiger Gaumenschmeichler». Gesundheit leicht und schmeichelhaft gemacht? Wenn man den Herstellern glaubt, deckt ein Fläschchen mit breiigem Inhalt die Hälfte des Tagesbedarfs an Vitaminen. Lästiges Essen von harten Äpfeln und Möhren fällt weg. Jetzt muss überhaupt nicht mehr gekaut werden. Eine Firma bietet praktischerweise gleich ein ganzes «Frühstück zum Trinken» an. Für Kleinkinder gibt es diese Breie schon lange, aber die haben bekanntlich noch keine oder sehr wenig Zähne …

Und selbst wer noch kauen möchte – was übrigens auch bei Saft empfohlen wird –, findet alle Produkte in passenden Portionen mit Gerichten aus aller Herren Länder als fertig angerichtete Mahlzeit. Wenn das nicht dem «inneren Schweinehund» schmeichelt, der sich jetzt mit vollem Bauch und ruhigem Gewissen auf die Couch legen kann?

Kulinarische Überholspur oder Einbahnstraße?

Befinden wir uns auf einer kulinarischen Überholspur, die die traditionelle Esskultur langsam hinter sich lässt? Vermischen sich Traditionen und Essgewohnheiten derart, dass wir demnächst auf der ganzen Welt ein einheitliches Lebensmittelangebot mit entsprechenden Gerichten und Fertigprodukten bekommen?

Wer die Marken der Konserven und die Fastfoodketten ins Visier nimmt, die selbst im letzten Winkel der Welt wie Pilze aus dem Boden schießen, könnte fast den

Eindruck gewinnen. Cola gibt es inzwischen auch im Urwald, in den Lebensmittelstationen der Inuit in Kanada und auf Grönland. Selbstverständlich auch Pizza und Nudelgerichte, Döner und Gyros neben Pfannengerichten und Asia-Menüs.

Voreiliger Pessimismus wäre verfrüht. Der Schneeballeffekt wird an vielen Stellen noch gebremst. Die bereits erwähnten Religionen üben einen nicht unerheblichen moralischen Druck auf ihre Anhänger aus. Lautstark wird die Einhaltung an bestimmte glaubensgebundene Gesetze gefordert. So weiß inzwischen fast jeder Deutsche, dass Moslems kein Schweinefleisch essen und keinen Alkohol trinken dürfen.

Ebenso bekannt ist aber auch, dass sich viele Menschen zwar offiziell zu einer Religion bekennen, es mit den Regeln aber nicht so ernst nehmen. Sie fügen sich nicht selten dem gesellschaftlichen Druck ihrer Freunde und Bekannten. Wer ist schon gerne Außenseiter? Erschwerend für die moralische Instanz ist der Schwund der Anhänger. Anhaltend beklagen führende Religionsgemeinschaften und Kirchen sinkende Zahlen von Anhängern.

Aber verhallen die Gebote und Mahnungen der Moralisten tatsächlich im leeren Raum? Nein, sie werden vielmehr ernst genommen und gewinnträchtig ausgeschlachtet. So werden mit der zunehmenden Anzahl an Moslems auch immer mehr Hallal-Gerichte angeboten, natürlich auch bei den größten Discountern.

Trend: Lebensreform

Überzeugungskraft hat mit der Popularität und der damit verbundenen zahlenmäßigen Größe der Überzeugten zu tun, also mit dem Marktwert. Deswegen sind auch Ernährungsreformer um Öffentlichkeit bemüht. Zunächst aber bildet sich ein innerer Kreis, der die Grundstatuten festlegt, um diese glaubwürdig zu vermitteln und damit Gleichgesinnte zu finden. Ernährungsreformen durchweben seit den siebziger Jahren die Reform- und Naturkostbewegung. Was als überschaubare *Müslibewegung* begann, hat inzwischen unzählige «ganzheitliche» Ernährungsvarianten populär gemacht.

Immer mehr Autoren kommen mit abgeleiteten Konzeptvarianten auf den Markt. Kaum ein Zweig im Gesundheitsbereich kommt heute ohne «ganzheitliches Ernährungsprogramm» aus. Vom Heilpraktiker über Fitnessstudios bis hin zum internationalen Konzern mit Motivationstraining – alle haben Gesundheitskost im Angebot.

Von den Verbrauchern kennt kaum einer mehr die inhaltlichen Kontexte der Reformer. Vielmehr orientiert man sich an populären Begriffen und zur Marke gewordenen Namen, zum Beispiel Müsli nach «Bircher-Benner-Art» oder «Kneipp-Tees». Immer häufiger werden einzelne Elemente aus dem Ganzen gezogen und von klugen Werbestrategen neu kombiniert. So gibt es Brot mit vollem Korn, was aber kein Vollkornbrot ist, ganz im Gegenteil. Besonders populär wurden die «wertvollen Cerealien» in Frühstücksprodukten, was nichts anderes bedeuten muss, als dass irgendein Getreide einmal Pate stand, wie in den süßen Cornflakes aus Maismehl beispielsweise. Aus tristen Grünkernbratlingen wurden «Vollkorn-Gourmetbällchen». Eine Vielzahl von bunt bebilderten Kochbüchern macht Appetit auf «kernigen Genuss». Grundsätzlich ist daran nichts auszusetzen, würden dabei nicht die grundlegenden Elemente einer in sich stimmigen Ernährungslehre fast völlig vergessen.

Auch mit ein paar verlorenen Ballaststoffen und Vitaminen aus der Flasche oder Pille fühlen sich immer mehr Menschen wohl, weil sie glauben, etwas für die Gesundheit zu tun. So wird es ihnen schließlich auch verkauft. Der Mensch folgt dem Trend, und der heißt «Gesundheit». Darum werden auch mal Grünkernklopse probiert, auch wenn man davor noch vor ein paar Jahren die Nase gerümpft hatte. Aber Arbeit dürfen die gesunden Sachen nicht machen.

Wie eine Welle reißt jeder gesellschaftliche Trend alle mit sich – die einen früher, die anderen später. Innerhalb der Woge gibt es jedoch Spielräume. Wie in der Musik gibt es auch im großen Orchester der kulinarischen Klänge kein Gleichspiel. Vielmehr liegt der sinnliche Reiz im Wechsel von Harmonie, Rhythmen, Lautstärke, Tempo und auch kontrapunktischen Bewegungen. Und auch ein Instrument, das eher unauffällig zur Stimmung des Klangbildes beitrug, darf irgendwann auch mal ein Solo erklingen lassen.

68

Trend: Heute rot, morgen grün

In der kulinarischen Hitliste gibt es wechselnde Favoriten. Mit viel werbekräftiger Unterstützung werden einzelne Gemüse und Fruchtsorten oder tierische Erzeugnisse hervorgehoben.

Seit einiger Zeit erlebt Räucherfisch eine wahre Renaissance. Ob Lachs, Makrele oder Aal, der Gehalt von Omega-3-Fettsäuren verhalf diesen Fischen, die lange Jahre eher der Nachkriegsgeneration – oder beim Lachs den Oberen Zehntausend – mundeten, zu neuem Boom auf dem Teller – und leider so auch zur Massenaufzucht.

Fisch/100 g essbarer Anteil Omega-3-Fettsäure			
Hering	2.040 mg	Karpfen	190 mg
Thunfisch	1.380 mg	Heilbutt	140 mg
Lachs	750 mg	Forelle	140 mg
Makrele	630 mg	Schellfisch	90 mg
Aal	260 mg	Kabeljau	70 mg

Quelle: Prof. Olaf Adam, *Diät und Rat bei Rheuma und Osteoporose*

Im März 2008 schrieb *Die Welt*: «Brokkoli enthält mehr heilsame Wirkstoffe als bislang vermutet, so das Ergebnis einer Studie: Wer viel Brokkoli isst, senkt zum Beispiel das Risiko, an Blasenkrebs zu erkranken. In dem Gemüse findet sich zudem eine Substanz, welche die Haut vor schädlicher UV-Strahlung schützt.»

Die Meldung stand nicht allein – und siehe da: Der bislang eher stiefmütterlich behandelte Brokkoli erlebte einen sensationellen Aufschwung. Auf einmal aßen auch diejenigen gerne das grüne Kohlgemüse, die sich bislang weniger für Gemüse hatten begeistern können.

Und als bekannt wurde, dass roter Paprika eine «wahre Vitamin-C-Bombe» sei, gelangte auch dieses Gemüse (das eigentlich ein Obst ist) mit Begeisterung in den Kochtopf, dabei wird diese organische Säure beim Kochvorgang weitgehend zerstört.

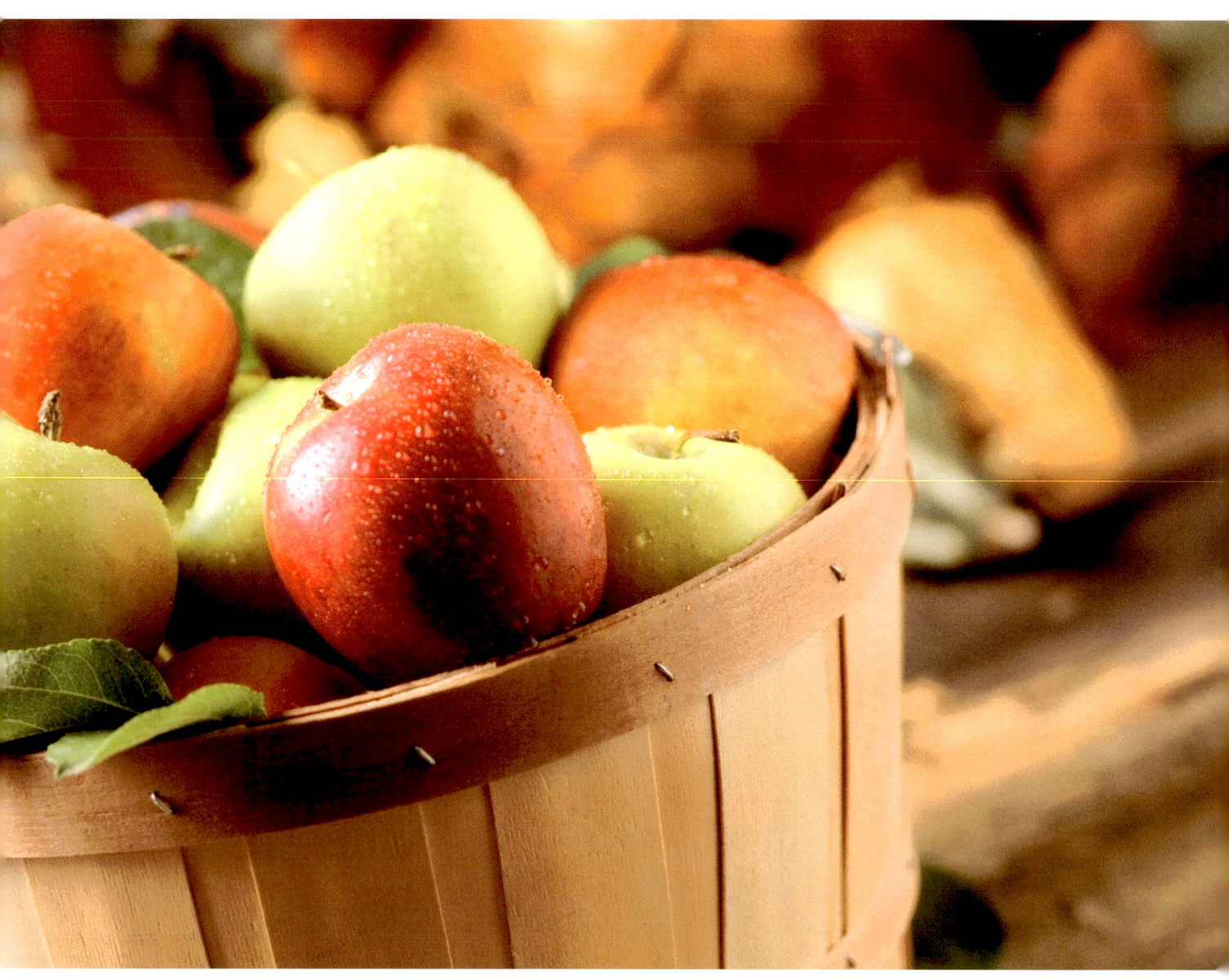

Bedenkt man nun, dass die heimische Hagebutte (1250 mg Vitamin C je 100 g) deutlich mehr Vitamin C enthält als die Paprika (100 mg Vitamin C je 100 g) oder die ebenso favorisierte Apfelsine (50 mg Vitamin C je 100 g), die wiederum ebenso viel Vitamin C enthält wie eine mengenmäßig ebenso große Portion Rotkohl,[25] wird der Irrwitz deutlich. Dass die aus Lateinamerika stammende Acerolakirsche (1300–1700 mg Vitamin C je 100 g) sogar in Naturkostläden Furore macht, lässt die Hagebutte tatsächlich zum «Stieffrüchtchen» werden. Es ist also nicht so, dass es keine regionalen Produkte gäbe, die ganzjährig den Bedarf an Vitalstoffen abdecken würden, Verbraucher wissen es nur nicht mehr, und die Wirtschaft setzt gern auf «Neues».

Auch Knoblauch sorgte einige Zeit für rege Diskussionen unter Feinschmeckern. Heute wird mancherorts ein wahrer Kult um den Vertreter der Lauchgewächse betrieben. Doch während die einen noch in Knoblauchbutter schwelgen, rümpfen andere Feinschmeckergesellschaften schon wieder die Nase. Wie entspannt hingegen sieht der polnische Landsmann dem Knoblauch in seinen Wurstspezialitäten entgegen, der Grieche genießt seinen Zaziki, der beim Türken Cacik heißt und etwas dünnflüssiger ist, der Spanier taucht Gegrilltes in Aioli.[26] Diese «Knoblauchbomben» schmecken, egal, ob sie einen Geruch hinterlassen, der ohnehin wieder vergeht. Und je mehr Menschen die Angst vor dem Knoblauch verlieren, umso weniger stört der Geruch. Dennoch wird er wohl immer ein kulinarischer Zankapfel zwischen absoluter Liebe und totaler Abneigung bleiben – er betört eben nicht nur den Gaumen, sondern irritiert auch manchmal die Nase.

25 Gerhard G. Habermehl u.a., *Naturstoffchemie: Eine Einführung*, Berlin 2008, S. 666.
26 Rezepte für frische Aioli und Original-Zaziki sind auch im Rezeptteil dieses Buches ab S. 212 zu finden.

Trend: Nudeln, Pizza, Döner

Neben den Stars aus dem Obst- und Gemüseregal gibt es ganze Gerichte, die den Speiseplan der deutschen Bevölkerung grundlegend verändert haben.

Kaum umstritten belegen zwei Favoriten das Siegerpodest. Es sind vor allem junge Leute, die ihre Vorliebe für Pizza und Nudeln fast zum Kult erheben. Längst hat die italienische Vorspeise die Mittelmeerküche verlassen. Amerikanische Ketten, indische und türkische Imbissbudenbesitzer und vor allem die Tiefkühlindustrie haben die Pizza für sich entdeckt. Das «plattgewalzte, belegte und überbackene Brötchen» ist in aller Munde. In vielen Mensen der Hochschulen gibt es täglich beides im Angebot – mit großem Erfolg. Beide Produkte – aus weißem, völlig vitalstoffreduziertem Mehl gefertigt – sind Spitzenreiter auf dem Speiseplan junger Menschen, die, man bedenke, sich im Wachstum und im Leistungsdruck der Ausbildung befinden!

Trend: Aufgespießt

Türkische Frauen schätzen seit einigen Jahren die deutsche Kartoffel im Kochtopf. Den Empfehlungen von Verbraucherzentralen und den Ernährungsministerien wird damit entsprochen. Doch während die Sortenvielfalt in den Regalen seit Kurzem wieder wächst, nimmt der tatsächliche Verzehr an Kartoffeln kontinuierlich ab. Das Schälen und die anschließend schmutzigen Finger werden gerne als Grund genannt. Im Trend liegen halbfertige Kartoffelprodukte, gemeint sind Kartoffeln im Glas, Kartoffel-Knödelpulver, Kartoffelpüree in Tüten und natürlich gefrorene Kartoffelprodukte für den Backofen. Aber auch der steigende Verzehr an verarbeiteten Kartoffelprodukten konnte die Talfahrt der «Erdäpfel» nicht stoppen. Doch auch unter Verlierern gibt es einen Gewinner: Der Anteil von Pommes & Co. (Pommes frites, Gnocchi, Kroketten, Chips etc.) stieg von 7,7 kg im Jahr 1965 auf über 31 kg im Jahre 2007. Und aller Talfahrt zum Trotze bleibt die Kartoffel trotzdem ein Favorit unter den Lebensmitteln.

72

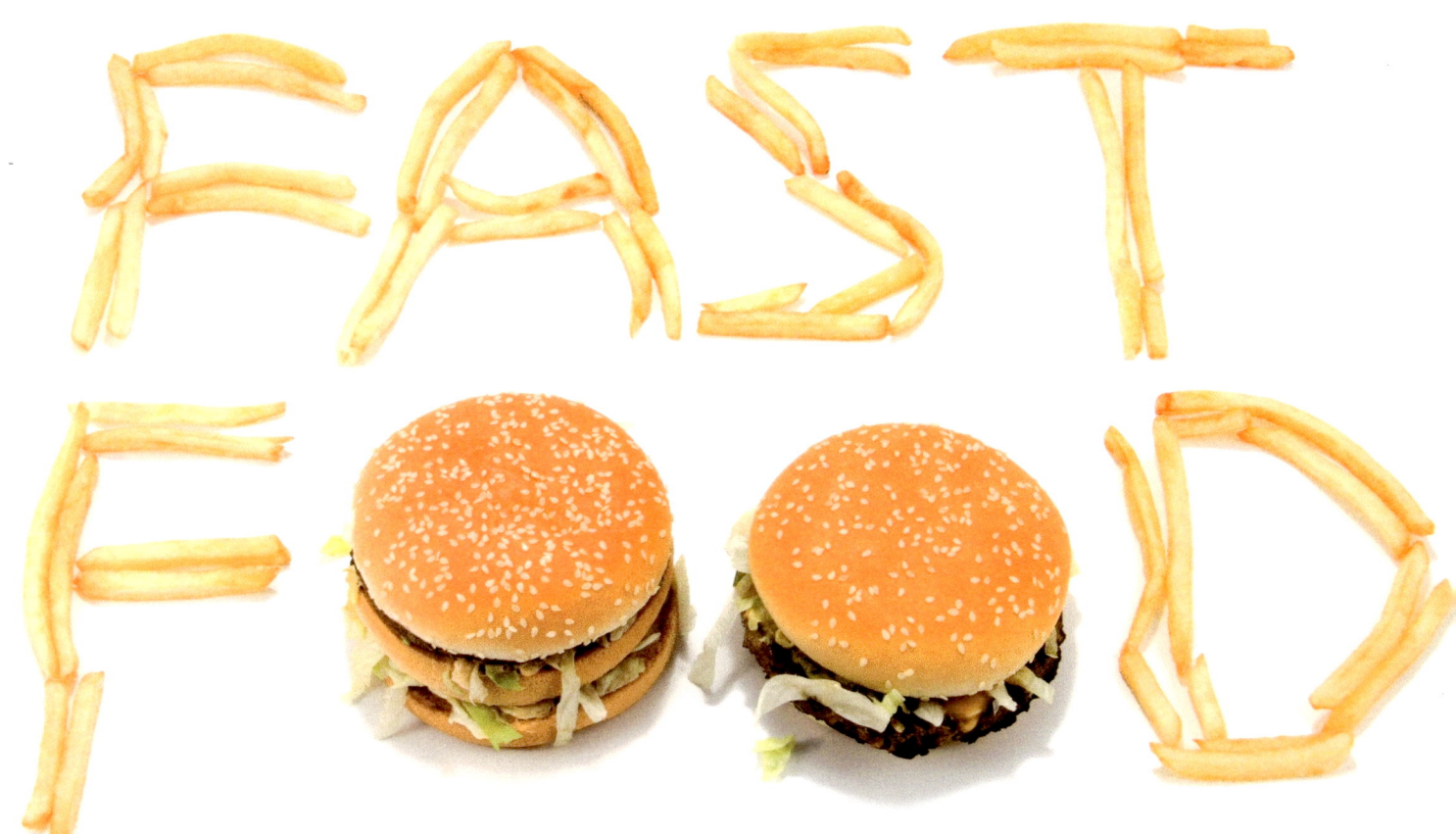

Das türkische Kebab (beziehungsweise der Döner) wird von spöttischen Zungen inzwischen gerne als «Deutsche Nationalspeise» bezeichnet. Rund 15.000 Döner-Buden gibt es in Deutschland, Tendenz immer noch steigend, denn der Osten der Nation ist gerade erst im «Döner-Aufbruch». Der Umsatz der Döner-Läden beträgt mittlerweile das Dreifache von McDonalds. Man geht von 720 Mio. verkauften Portionen pro Jahr aus. Das macht fast neun Döner pro bundesdeutschem Einwohner im Jahr. Über 2 Mrd. Euro werden also ausgegeben für

- ein paar Fetzen (undefinierbares) Fleisch,
- ein paar Zwiebelringe, etwas Rotkohl, ein Stück Tomate, einen Hauch Eisbergsalat, eine eingelegte Peperoni
- und einen Esslöffel Joghurtsoße in einem aufgeschnittenen Stück Fladenbrot.

Döner bleibt im Trend, trotz der unerkennbaren Zusammensetzung des Hackfleischblocks und den daraus kriminell provozierten dramatischen Skandalen um *Gammelfleisch*. Der Döner hat immer noch den Ruf, eine *gesunde Mahlzeit* zu sein – ausgewogen dank Salat, Joghurtsoße und Fleisch im Brotleib.

Der Blick auf das Original lohnt sich: In Anatolien hat Fleisch am Drehspieß eine lange Tradition. Von hier stammt auch die Methode, Grillfleisch im Fladenbrot zu servieren. Bereits Helmuth von Moltke kam in den Genuss, als er 1836 an einem Feldzug gegen die Kurden teilnahm: «Unser Mittagsmahl nahmen wir ganz türkisch beim Kiebabtschi ein … Dann erschien auf einer hölzernen Scheibe der Kiebab oder kleine Stückchen Hammelfleisch, am Spieß gebraten und in Brotteig eingewickelt, ein sehr gutes, schmackhaftes Gericht.»[27]

---

27 Auf Wunsch des Sultans des Osmanischen Reiches wurde er von 1836 bis 1839 als Instrukteur der türkischen Truppen abkommandiert. In dieser Zeit bereiste er Konstantinopel, die Schwarzmeerküste, das Taurusgebirge, die Wüste von Mesopotamien und nahm 1838 an einem Feldzug gegen die Kurden teil. Aus: http://de.wikipedia.org/wiki/Helmuth_Karl_Bernhard_von_Moltke

Im späten 19. Jahrhundert nahm Iskender Efendi Grillfleisch vom Lamm, legte es in würzige Tomatensoße mit gegrilltem Gemüsestreifen (Paprika, Zwiebel, Knoblauch, Pilze), gab knusprige Ecken von frischem Fladenbrot hinzu und servierte dieses Teller-gericht mit frischem Salat, Weizengrieß (Bulgur) und einem Joghurtgetränk (Ayran) oder mit Wasser verdünntem Traubensaft. Jener Efendi aß durchaus eine vollwertige Mahlzeit, die auf einer Getreidegrundlage basierte und in ihren einzelnen Komponenten auch gut erkennbar war.

Heute dreht sich meist ein undefinierbarer Hackfleischblock, dessen Zusammensetzung in den *Leitsätzen für Fleisch und Fleischerzeugnisse des Deutschen Lebensmittelbuchs* festgelegt wurde. Bei etwa 400 Döner-Produzenten allein in Deutschland kommt es immer wieder zu bösen Überraschungen.

Doch auch der informierte und schockierte Konsument beeinflusste den Markt. Bereits mit Aufkommen des ersten BSE-Skandals[28] im Jahr 1985 wurde vermehrt Hühner- und Putenfleisch am Spieß gedreht. Eine billige Variante, wenn man bedenkt, dass hier nur der Preis zählt und keinerlei Tierschutz oder artgerechte Haltung bei der Qualität eine Rolle spielt – die aktuellen Diskussionen um Käfig- und Bodenhaltung werden daran leider wenig ändern.

Mit Iskenders Grillfleisch haben die heutigen Fladenbrote nichts mehr zu tun. Der Trend will schnelle, schmackhafte Speisen für wenig Geld. Und eben dieser Trend wird von wirtschaftlicher Seite ausufernd bedient.

---

28 BSE = Bovine Spongiforme Encephalopathie, kurz «Rinderwahn».

Trend: Japan und Sushi

Japaner sind schlank, vital und gesund – und sie essen Sushi … Kein Wunder, dass sich die figurbewusste Erfolgsgesellschaft offensiv den Teller damit füllt. Roher oder geräucherter Fisch, kalter Klebereis, getrockneter Seetang mit scharfem Wassermeerrettich werden bei öffentlichen Anlässen gerne gereicht. Vorbei scheint die Zeit von Russischem Ei, Hühnerbeinchen oder kalten Fleischspießchen mit Soße.

Es mag Menschen geben, die wirklich von Anfang an auf Sushi stehen. Aber eigentlich ist der deutsche Geschmacksnerv anders trainiert. Sushi-Essen will geübt sein.

Manchen Europäern ist es mit großem Erfolg gelungen, sich völlig japanisch zu ernähren. Schaden tut dies nicht, jedenfalls nicht, wenn es sich um traditionelle japanische Kost handelt. Leider bleibt die echte japanische Küche für die meisten Konsumenten jedoch ein Geheimnis. Dafür findet man die kuriosesten Sushi-Varianten sogar im Kühlregal des Supermarkts, in grellen Farben und mit denkwürdigen Zutaten. Außerdem sei betont, dass die gesunde japanische Küche keineswegs nur aus Sushi besteht, sondern durchaus viele gesunde Komponenten aus frischen Zutaten berücksichtigt – wie jede Traditionskost.

Hand aufs Herz: Wie war der erste Versuch einer Sushi-Verkostung?

Viele Nationen, viele verschiedene Lebensmittel, viele Gerichte? Wohin geht der Trend?

Man könnte glauben, dass mit der Globalisierung eine Verbesserung im Lebensmittel- und Speiseangebot einhergegangen ist.

Dem ist sogar so, der Mensch in Industrienationen kann problemlos jedes Lebensmittel käuflich erwerben. Er *könnte* sich mit den besten Speisen und den bekömmlichsten Zutaten versorgen. Könnte – macht es in der Regel aber nicht.

Um dem menschlichen Ernährungsverhalten auf die Spur zu kommen, müssen wir Abstand gewinnen. Betrachten wir die Trends der kulinarischen Köstlichkeiten einmal aus der Vogelperspektive.

Aus dieser Perspektive lassen sich die Ströme erkennen. Plötzlich zeigt sich, dass der größte Teil der Menschheit in Heerscharen bestimmte *Futterquellen* bevorzugt aufsucht: bestimmte Produkte, bestimmte Marken, bestimmte Konzerne. Wie im Rudel laufen die Menschen auf der gesamten Welt hinter einigen Produkten besonders her. Döner wurde schon genannt. Nehmen wir ein weiteres populäres Beispiel:

McDonalds-Filialen gibt es auf der ganzen Welt, völlig unabhängig von Traditionen, Religionen und politischen Gesinnungen. Gegenwärtig existieren etwa 31.000 Restaurants in über 100 Ländern.[29]

Es lässt sich ein *Mainstream* der Ernährungsgewohnheiten erkennen. Diese Begrifflichkeit zeigt den Anglizismus, dem Europa ehrgeizig folgt. Der Einfluss der USA spiegelt inzwischen deutlich auch das Ernährungsverhalten der Europäer wider. Ganz gleich, ob Migrant oder heimatbehaftetes Urgestein, es gibt bestimmte Verzehr- und Konsumgewohnheiten, die internationalen Bestand haben.

Merkwürdigerweise – und allen Begeisterungen für Traditionen und Mutters Kochkünsten zum Trotze – bestimmen diese neuen Ernährungsgewohnheiten den

---

29 Stand November 2009.

Ernährungsplan von unverhältnismäßig vielen Menschen. Schmecken die pampigen Weißmehlbrötchen mit Fleischbelag und Gurkenscheibe tatsächlich so gut? Oder sind sie aus einem anderen Grund sympathisch und begehrt?

Trend: Bequem … oder klassisch «faul»?

Es gab Zeiten, da hätte Bequemlichkeit – sofern das Synonym mit Trägheit oder Faulheit einhergeht – moralisch großen Anstoß erregt. Es waren Zeiten, da galt Fleiß als eine Tugend.

Zur Begriffsbestimmung muss man sich schon die Mühe machen und das Wort Bequemlichkeit zeitgemäß ins Englische übersetzen. Die meisten sind dazu zu träge. Ob da wohl was faul ist?

Convenience, zu Deutsch *Bequemlichkeit*, und somit auch Convenience Food (bequemes Essen) setzt auf den schnellen Konsum. Nicht mehr lange kochen, sondern einfach nur warm machen, essen – fertig.

Die Idee stammt aus den USA (also ganz im Trend): Gerry Thomas erfand 1954 – also noch vor der Einführung der Mikrowelle – für das Unternehmen Swanson ein tiefgekühltes Drei-Komponenten-Menü in Aluschale. Und bereits zu seiner Zeit wurde Gerry Thomas damit erfolgreich. Das sogenannte «TV-Dinner» sollte den gemütlichen Fernsehabend möglichst entspannt gestalten … Seit diesen Anfängen produzieren immer mehr Unternehmen halb- oder vollständig gegarte Lebensmittel, die der Verbraucher nur noch aufwärmen muss.

Dabei bedient sich nicht «irgendein» Verbraucher dieser Bequemlichkeit, sondern vor allem der «moderne, aufgeschlossene» Mensch. Wer will schon gerne als Hinterwäldler gelten oder gar hinter dem Mond leben?

Heute bewirbt man Convenience als neuen Trend für eine lässige, ungezwungene Generation.

78

... oder «oberfaul»?

Ein junger, knackiger Begriff musste her, so kam es zum sogenannten *Chilled Food*. Der Begriff kommt inhaltlich ebenfalls aus Amerika und ist inzwischen eingedeutscht: Chillen heißt nichts Lässigeres als «Rumhängen». Und Chillen ist angesagt, ist der Trend – ist absolut cool!

Man erwartet in der *Chilled Food-Branche* Wachstumsspannen bis zu 15 Prozent! Etwa 1,5 Milliarden Euro pro Halbjahr gehen für pfannenfertige Fleischgerichte, fertig gemischte Obst- und Feinkostsalate oder frische Teigwaren über den Verkaufstresen.

Damit ist der Anfang gemacht. Die Branche mit dem bequemen Essen boomt weiter, allen Krisen zum Trotze.

Laut Messungen des renommierten Marktforschungsinstituts GfK-Nürnberg verursacht auch die zunehmende Ebbe in den Geldbörsen vieler Familien keine Talfahrt, wenn es um Fertigprodukte, Soft-Getränke und süße wie herzhafte Naschwaren geht.

Schlimmer: Nur bei gesunden Zutaten wird gespart, weil sie angeblich teurer sind, wie zum Beispiel bei guten Ölen und Fetten. Hier werden billige, chemisch extrahierte, raffinierte und desodorierte Produkte bevorzugt. Diese Fette sind außerdem extrem lange haltbar und können hoch erhitzt werden, was beim Frittieren der beliebten Pommes als Vorteil gilt.

Wie verträgt sich dieses Verhalten mit dem Traditionsbewusstsein und der Liebe zu Mutters guter Küche? Jahrtausendelange Kultur, Tradition, Religion, gesellschaftliche Verfeinerung, Entwicklung von Kochkunst ... alles passé für ein bisschen Entspannung?

Oder sind moderne Frauen (!) und Männer schlichtweg zu faul geworden, sich ihre Brote selbst zu schmieren? Stattdessen kaufen sie lieber belegte Brötchen mit hübschen Namen, für viel Geld und mit zweifelhaftem Nährwert.

Begeisterte Köche könnten kontern: Kochen selbst ist der meditative Weg zur Erholung. Ein Trend ist die bekennende Liebe vieler Zeitgenossen zum eigenen Herd. Auch hier scheiden sich die Geister.

Während eine erlesene Gruppe begeisterter Hobbyköche gerne und viel in der Küche werkelt, weiß eine andere Gruppe nicht mehr, wie die einfachsten Gerichte zubereitet werden.

Und genau an diesem Scheidepunkt wird das sich wandelnde Essverhalten einer wachsenden menschlichen Gesellschaft spannend und bietet Stoff für manchen Kriminalroman.

Trend: Die wirtschaftlichen Interessen müssen überwiegen

Das unüberwindbare Prinzip des Kapitalismus ist stetiges Wachstum. So argumentiert jedenfalls die Marktwirtschaft und setzt entsprechende Hebel an.

Branchenwachstum wird häufig sogar dann politisch gefördert, wenn die Volksgesundheit keinen Nutzen hat, vielleicht sogar noch Schaden davonträgt.

Ein süßes Beispiel:

Ach, wie wär das Leben traurig,
gäb es keinen Zucker mehr.
Kinder hätten keine Freude,
keine Lust zum Spielen mehr.
Zucker zaubert Energie:
Seht ihr, so gedeihen Sie.
Ach, wie wär das Leben hässlich,
gäb es keinen Zucker mehr.

So ein hübsches junges Mädchen
wäre dicklich rund und schwer
Zucker zaubert:
Ihre Linie bleibt so schlank
wie eine Pinie.

*TV-Zuckerwerbung
in den sechziger Jahren*[30]

---

30 Auf YouTube lässt sich das Werbefilmchen unter www.youtube.com/watch?v=Crriq5jDDJA anschauen.

Laut Weltgesundheitsorganisation, kurz WHO, sollen nicht mehr als zehn Prozent der Kalorien in Form von Zucker aufgenommen werden. Nach dieser Meldung versuchte die Zuckerlobby zu erreichen, dass die USA ihre finanzielle Unterstützung der WHO zurückziehen solle.[31] Auch in Deutschland wurde und wird kaum etwas zur Machtminderung der Wirtschaftlichen Vereinigung Zucker (WVZ) und des Vereins der Zuckerindustrie (VdZ) ernsthaft unternommen.

Dabei wissen alle, die an Zucker verdienen,[32] dass eine weniger aggressive Vermarktung von Zucker den zu hohen Konsum sicher nicht einschränkt. Und zu viel Zucker und andere Industrieprodukte machen krank.

Der heutige Kulturmensch ernährt sich einseitig, falsch und dadurch mangelhaft. Hinzu kommt, dass es vielen Menschen an wesentlichen Vitalstoffen in der Ernährung fehlt. Kohlenhydrate und Fett hingegen kommen in zu großen Mengen und vor allem in falscher Form auf den Tisch – auch das ist von *allen* maßgeblichen Institutionen untersucht und bestätigt.

Genau die ernährungsbedingten Zivilisationskrankheiten sind im Vormarsch. Ein Drittel der Kosten des Gesundheitswesens entsteht durch falsches Essen. Die Bundesregierung gibt sich seit Langem offen, nicht zuletzt warnen die wechselnden Bundesgesundheitsministerinnen und -minister jedes Jahr neu mit unterschiedlichen, meist lustlosen Kampagnen. Es passiert nichts, was *wirklich* etwas ändern würde.

Ernährungsalarm schlagen vor allem die Kinderärzte:

– Seit den neunziger Jahren ist die Zahl der übergewichtigen Kinder in Deutschland um rund 50 Prozent gestiegen. Zurzeit zählt man ca. 800.000 adipöse – also schädlich übergewichtige – Kinder in der Bundesrepublik.

– In Europa gibt es bereits mehr als 21 Millionen adipöse Kinder.

---

31 *Der Spiegel*, Ausgabe 53/2004 vom 27. Dezember 2004.

32 Der Staat verdient an der Zuckerlobby, auch wenn die Zuckersteuer 1992 abgeschafft wurde, gerade zu dem Zeitpunkt, als die Bevölkerung im Zucker zu schwelgen begann. Einzig von den Großunternehmen bezahlt, ließ sich der Staat aber ein Machtinstrument zur Erhöhung des Zuckerpreises aus der Hand nehmen.

Kranker Nachwuchs trifft jede Gesellschaft ins Mark. Bei der großen und wachsenden Anzahl an übergewichtigen Kindern liegt unübersehbar etwas im Argen. Unverzüglich *müsste gehandelt* werden – aber wie sieht die tagtägliche Ernährungssituation des Nachwuchses aus?

Trend: Pausensnack statt Butterbrot

Wer viel leisten – sprich: lernen – soll, muss seinem Körper optimale Energie zuführen, zum Beispiel mit gesunden Pausensnacks. Häufig fehlt es nicht nur am Angebot, sondern sogar an der Zeit zum Essen. An Schulen gibt es zwar Pausen, die aber so gut wie nie als gemeinsame Frühstückspausen bzw. geregeltes, gemeinschaftliches Schulessen genutzt werden. Schulspeisung war im Osten Deutschlands vor der Wende allgemein üblich, im Westen hingegen sehr selten. Doch auch im Osten nimmt die freiwillige Teilnahme von Schülerinnen und Schülern an der Schulspeisung jährlich weiter ab. Schulspeisung ist auch nicht immer das, was sich gesundheitsbewusste Eltern von einem Mittagessen versprechen. Gerade in diese etwas ratlose Situation drängen Fast-Food-Ketten, Kioske und Imbissbuden in die Ernährungslücke. Rund um Schulen und Lehrstätten schießen die Tempel des *schnellen Hungers* aus dem Boden.

Die Rechnung geht auf

Der Trend zeigt deutlich, dass sich die Mehrzahl der Schüler bei der Möglichkeit einer Wahl der Nahrungsmittel den Angeboten von Fast-Food-Anbietern zuwendet. Versuche, den aggressiven Verkauf von Süßigkeiten und Softgetränken mit Frühstücksverordnungen an deutschen Schulen zu verhindern, zumindest einzuschränken, scheiterten. Weder Schüler noch Anbieter wollten auf Burger, Pizzen, Nudeln, Steakbrötchen, Süßigkeiten und Knabbergebäck an Schulen verzichten. Da hilft auch kein

82

«Müsli-Erlass», der den Verkauf von Snacks und Getränken an Schulen regeln soll. Selbst wenn die Schüler an der Schule eine gesunde Ernährung geboten bekommen, lockt der Kiosk um die Ecke mit Chips und Cola – das Butterbrot bleibt zum Ärger der Eltern einfach in der Schultasche.

Trend: Arme Leute sind dick – reiche Leute sind dünn

Bis Mitte des 20. Jahrhunderts verbesserte sich der Ernährungs- und Gesundheitsstand in allen sozialen Schichten. Doch seit Ende des 20. Jahrhunderts schlagen Ärzte und Ernährungswissenschaftler Alarm. Ein Zusammenhang zwischen Armut und schlechter Ernährung ist erkennbar, und die Kluft zwischen besser und schlechter gestellten sozialen Schichten nimmt zu.

Aktuelle Ergebnisse zeigen, dass Kinder aus sozial schwächeren Familien und Kinder mit Migrationshintergrund besonders häufig von Übergewicht und Fettleibigkeit (Adipositas) betroffen sind. Ein Dauerstreit beschäftigt Medien und Mächtige:
 – Liegt der Grund für Übergewicht und schlechte Zähne wirklich am Geldmangel?
 – Oder werden für das vorhandene Geld einfach die falschen Produkte gekauft?

Ganz unparteiisch sollte ein Blick in den Einkaufswagen genügen: Tiefkühlpizza, weiße Nudeln, Brote aus Auszugsmehl, Konserven, Süßigkeiten und Softdrinks werden von gewissen Gesellschaftsschichten häufiger in den Wagen gelegt als frisches Obst und Gemüse. Gerade Menschen mit weniger Geld kaufen diese Produkte vermehrt, obwohl sie nicht billiger sind als naturbelassene Nahrungsmittel wie Getreide, frisches Obst und Gemüse und Milch. Im Gegenteil! Ein Praxistest soll dies verdeutlichen.

Vergleich von Produkten beim gleichen Anbieter

Gericht: Tiefgekühlter Nudelauflauf, Gesamtgewicht 400 g

Preis im günstigen Fall: ca. 1,50 Euro.

Zubereitungszeit: ca. 20 Minuten im Backofen.

Inhalt: Nudeln 28 Prozent (Hartweizengrieß, Vollei), Tomaten, Trinkwasser, Salami 8,7 Prozent (Schweinefleisch, jodiertes Speisesalz, Zuckerstoffe, Gewürzextrakte, Speisewürze, Antioxidationsmittel Natriumascorbat, Konservierungsstoff Natriumnitrit, Rauch), Champignons 7,8 Prozent, Paprika, Käse (Kuhmilch, Speisesalz, Farbstoff Betacarotin, Konservierungsstoff Natriumnitrat, Stärke), Pflanzenöl, Tomatenmark, Zuckerstoffe, jodiertes Speisesalz, modifizierte Stärke, Gewürzextrakte, Gewürzaromen, Verdickungsmittel Guarkernmehl, Geschmacksverstärker Mononatriumglutamat.

Gericht: Selbstgemachter Nudelauflauf

500 g Vollkornnudeln (Hartweizen)

Zubereitungszeit: Nudeln ca. 20 Minuten. Gemüsepfanne ca. 10 Minuten.

Zutaten: Champignons, Paprika, Gewürze, Prise Meersalz, 1 EL Olivenöl, etwas Tomatenmark, ein paar Scheibchen Bio-Salami und frisch geriebener Käse,

Preis insgesamt: ca. 2,00 Euro*

*Das Gericht reicht für zwei Personen oder kann am nächsten Tag als Auflauf einfach aufgewärmt werden.

1. Fall

Das Fertiggericht ist weder billiger noch spart man deutlich an Zeit. Dafür enthält dieses Gericht eine Vielzahl an Zusätzen, die isoliert und von minderer Qualität sind (Pflanzenöl = raffiniertes Öl), Zucker und Geschmacksverstärker beinhalten. Abgesehen davon lässt sich die Qualität der Zutaten nur erahnen.

Wie leben Sie? Kochen Sie gerne?

Essen Sie in Gesellschaft oder essen Sie eher allein?

Was heißt für Sie verwöhnen: Wenig Arbeit haben und gemütlich satt werden oder gutes Essen in Ruhe genießen?

2. Fall

Das Nudelgericht wurde aus frischen Zutaten kreiert. Die Produkte können bei fast gleichem Preisniveau aus ökologischer Produktion stammen. Es wurde natives Olivenöl verwendet, es enthält keine unerwünschten Zutaten, die Qualität ist an den frischen Zutaten erkennbar.

Fazit

Nicht der Preis ist der Grund für den Kauf, sondern die anscheinend aufwendige Zubereitung einer frischen Speise.

Das Zeitargument lässt sich bei näherer Betrachtung aber nicht halten. Kochen muss nicht zeitraubend sein. Es ist eine Frage der Planung.[33]

Das Talent zum Kochen ist nicht angeboren. Jede Frau und jeder Mann kann einfache Grundrezepte aber schnell lernen. Es bleibt aber die Frage, wo und bei wem man die Küchenpraxis heute noch lernt?

Fertiggerichte werden in der Regel allein verspeist. Schon bei zwei Personen vervierfacht sich der Preis pro Gericht im Gegensatz zur Frischeküche. Fatalerweise macht genau der Mangel an Geselligkeit die Fertiggerichte attraktiv – besonders, da Singlehaushalte ungebrochen zunehmen.

33 Anregungen zur Planung sind auch im Praxis-Teil ab S. 165 zu finden.

Das wäre doch ganz einfach zu ändern – oder?

Wäre da nicht die Gesellschaft, in der der Mensch lebt. Es bleibt die Gesellschaft, die immer auch den Trend oder eine Trendwende bestimmt. Doch die meisten *chillen* gerne auf der Couch, lassen sich «verwöhnen» und nehmen sich ganz fest vor: Morgen fange ich mit dem gesunden Leben an. Zum Glück gibt es Smoothies! Und die gebratenen Hähnchen fliegen einem auch *fast* in den Mund.

Um die Fahrt ins gesunde Leben antreten zu können, hilft manchmal der Blick auf die eigene Herkunft – und es hilft meist, wenn man sich informiert. Fahren wir also weiter durch die kleine Kulturgeschichte des Essens, denn Wissenshunger haben wir ja auch …

Klassenunterschiede

Die Utopie vom Schlaraffenland

Die Utopie vom Schlaraffenland, die vermutlich so alt ist wie die Geschichte der Menschheit, scheint Wirklichkeit geworden zu sein. Im Schlaraffenland muss kein Mensch arbeiten, um satt zu werden. Heute muss der Mensch auch nicht unbedingt arbeiten – manchmal kann er es gar nicht mehr –, um satt zu sein. Hebeln volle Geschäfte und Kühlschränke Ungleichheiten und Unterschiede aus? Man könnte glauben, dass in einer Welt auch soziale Unterschiede aufgehoben sind, wo anscheinend fast alle Speisen auf jedem Tisch stehen. – Wenn wir es nicht besser wüssten.

Die Individualität wird zwar laut beschworen, doch instinktiv folgt der Mensch seinem Herdentrieb. Der Geschmack ist offenkundig eine äußerst persönliche Angelegenheit. Doch der «gute Geschmack» – in jeder Hinsicht – will auch als solcher gelobt und beachtet sein. Der anscheinend so individuelle Geschmack ist in sehr großem Maß auch ein wirkungsvolles Instrument, um die soziale Ordnung zu beschreiben. Einstellungen, Neigungen und ganze Lebensstile werden mit anderen Menschen verglichen. Übereinstimmungen werden gesucht – und gefunden.

Trinken Ihre Freunde Cola oder Wasser?
Treffen Sie Ihre Freunde zu Wein und Bier oder werden Sie zu Kaffee oder Teekränzchen geladen?
Gibt es bei geselligen Treffen Chips und Flipps oder selbstgemachte Snacks aus gesunden Zutaten?

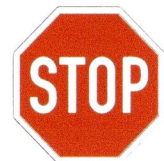

Geschmacksentscheidungen werden meist den sozialen Gepflogenheiten angepasst. Die Ernährungssoziologin Monika Setzwein veränderte das bekannte Zitat («Du bist, was du isst») des Philosophen Ludwig Feuerbach auf eine sehr treffende Weise: YOU ARE WHAT YOU THINK YOU EAT – du bist, was du zu essen gedenkst.

Es ist die persönliche Einstellung, die im Essen Ausdruck findet, um im Kreis von Freunden und Familie auf Lob und Anerkennung zu stoßen. In jeder gesellschaftlichen Gruppe gibt es ganz bestimmte kulinarische Vorlieben und klare Grenzen.

Nehmen wir ein extremes Beispiel: Wer in einem Kreis von Vegetariern einen vorzüglichen Braten auf den Tisch bringt, wird nicht nur auf dem Fleisch sitzen bleiben, sondern kickt sich an den Rand (vielleicht sogar ins Aus) der Gruppe, weil Gefühle und Lebensanschauungen verletzt werden.

Der demonstrative Konsum bestimmter Speisen und Getränke macht die Zugehörigkeit zu einer Gruppe sehr deutlich. Hierbei spielt auch das Einkommen eine feinsinnige Rolle.

Lebensmittelverzehr und Schichtindex[34]
- Frauen und Männer der unteren Schicht verzehren weniger Lebensmittel mit günstiger Nährstoffzusammensetzung wie Gemüse, Pilze und Hülsenfrüchte, Obst und -erzeugnisse sowie Fisch/-erzeugnisse und Krustentiere als in der Oberschicht.
- Im Gegensatz dazu werden von Personen der unteren Schicht mehr fett- und zuckerreiche Lebensmittel wie Fleisch, insbesondere Wurstwaren und Fleischerzeugnisse, Fette (Streichfette) sowie Süßwaren verzehrt.
- Bei den alkoholfreien Getränken ist besonders der Verzehr von zuckerreichen Limonaden in der unteren Schicht drei- bis viermal höher als bei Personen in der Oberschicht.

34 Quelle: Nationale Verzehrstudie II. Max Rubner-Institut © MRI 2008.

Ein Zusammenhang zwischen Einkommen und Ernährungsgewohnheiten fällt auf. Dennoch wäre das Geld für gute Lebensmittel vorhanden, wie das Beispiel des «Nudel-auflaufs» exemplarisch zeigte. Das Konsumverhalten ist *stärker* von der Zugehörigkeit zu sozialen Schichten und Gruppen abhängig als vom Einkommen.[35]

Beispiel Mittelschicht

Im Bildungsbürgertum und in der gebildeten Oberschicht ist eine erworbene Welt-offenheit auch auf dem Teller zu spüren. Die Menschen lieben Tradition ebenso wie kulinarische Erkenntnisse und sind grundsätzlich für Ernährungsfragen offen. Man geht gerne essen, man reist in ferne Länder und ist kulinarischen Raffinessen selten abgeneigt. Trends unterhalten auch hier den Gaumen: Mal sind es die Italiener, mal die Griechen, die Spanier und zwischendurch auch mal die Asiaten oder orientalische Kochkünste, die den Gaumen verzücken. Der Bürger, insbesondere der Bildungs-bürger, probiert gerne in viele Richtungen.

Beispiel Oberschicht

Während die Mittelschicht sich frei und gerne auch mit Gesundheitsfragen in der Küche beschäftigt, tendiert die Oberschicht zum gehobenen Konsum mit manchmal bizzaren Auswüchsen (man denke nur an den einstigen Trend der Froschschenkel). Geldbeutel und Überfluss verderben leicht den Geschmack. Welche Probleme mit allzu viel Genuss auf dem Teller verbunden sind, haben die Reichen aller Menschengeschlechter in jeder Zeitepoche zu spüren bekommen. Heute sind die Reichen und Schönen jedoch eher zu dünn, was auch nicht der Gesundheit dienlich ist.

---

35 Vgl. Nieschlag/Dichtl/Hörschgen, *Marketing*, 1997, Soziale Schicht, S. 189 ff.
   Erklärend: Die soziale *Schicht* umfasst Personen mit gleichem Status. Diese Personen sind durch gleiche Merkmale wie Beruf, Herkunft, Einkommen, Besitz u. a. gekennzeichnet.

Beispiel Unterschicht

Bis in die Mitte der sechziger Jahre waren süße Getränke, Bier und Wein, große Fleischportionen und vorverarbeitete Speisen auf den Tischen von Arbeiter- und kleinen Bauernfamilien reiner Luxus. Hier *träumte* man noch von üppigen Portionen, die nach und nach dann auch diese Teller eroberten.

Mit fallenden Preisen und wirtschaftlichem Aufschwung füllten sich die Gläser und Teller. Auf Geld achten musste man weiterhin, und «man wollte was fürs Geld». Das ist ein Grund, weshalb vielen Menschen mit geringem Einkommen *die Menge* auf dem Teller wichtig ist. Viel ist gut! Darum gibt es immer größere Portionen. XXXL ist inzwischen längst überholt. Die Pizza, eigentlich eine Vorspeise, eroberte die Jugend und die finanzschwachen Haushalte auch, weil sie billig ist. Ein bisschen Mehl, ein paar einfache Zutaten – fertig. Dabei sollte die Portion gerne riesig sein, den Teller bis über den Rand hinaus füllen.

«Hier gibt es noch was fürs Geld» hat durchaus Gültigkeit, sollte aber eher die Quantität betreffen!.

Generationsübergreifend

Überlieferungen von Eltern und Großeltern werden zunehmend nicht mehr an die nachrückenden Generationen weitergereicht. Dennoch lernen alle Kinder von den Eltern, aber was? Eine Elterngeneration reißt Tüten auf, schiebt Fertigmahlzeiten in die Mikrowelle und öffnet Dosen. Manchmal kommt der Pizzadienst oder es gibt Döner. «Limo und Cola schmecken besser», ist kein seltener Kommentar. Bier schmeckt inzwischen auch aus der Flasche, oft sogar im Gehen – vor nicht einmal 40 Jahren eine absolute Peinlichkeit.

Genau in diese neue Welt zwischen Fastfood und Mikrowelle, Flaschenbier und Pappbechern wächst ein großer Teil der jungen Generationen hinein.

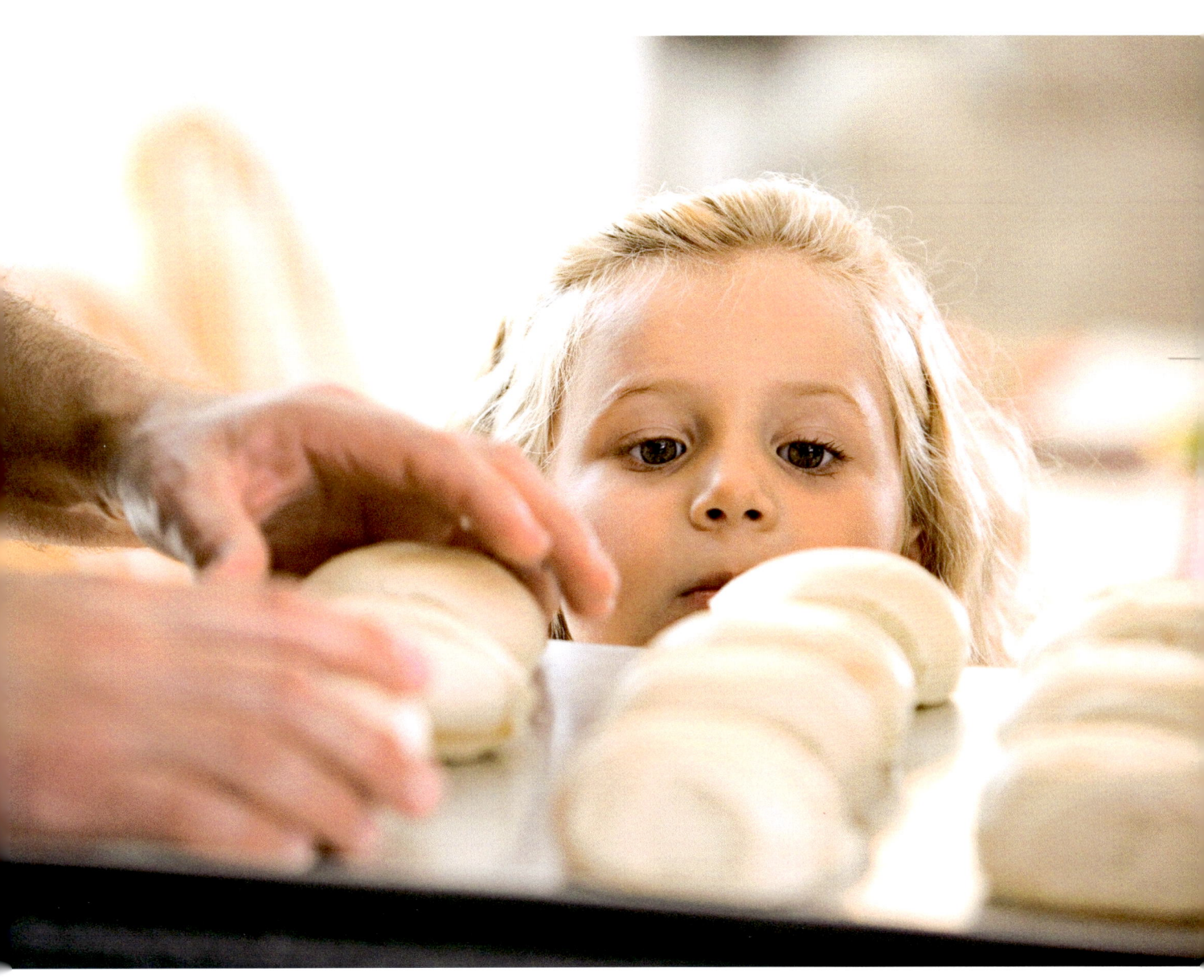

Als die Frauen den Löffel abgaben

«Welche Frau kann heute noch kochen?», lacht der Herr im Anzug. Fatalerweise verkauft er moderne Küchen: schöne, hochwertige, glänzende und praktische Einbauküchen des gehobenen Bedarfs.

Stimmt das wirklich? Können Frauen heute nicht mehr kochen? Oder *wollen* sie nicht mehr kochen?

Mal Hand aufs Herz: Wer wirklich kochen möchte, kann es auch ganz fix lernen – wenn er oder sie *will*, oder?

Es gibt Situationen im Leben, da wird man gar nicht erst gefragt, ob man will oder nicht. Das Kochen beispielsweise war in der Vergangenheit keine Kann-Frage. Die Frauen bekamen die Kochlöffel in die Hand gedrückt, weil es die Situation der Arbeitsteilung in unseren Breitengraden verlangte. Die Herren der Schöpfung drehten höchstens mal am Spieß.

Es gibt tatsächlich Kulturen, die den Spieß umdrehten. Der Sozialanthropologe Bronislaw Malinowsky fuhr 1914 zu den Trobriand-Insulanern in die Südsee. Er stellte fest, dass diese matrilineare Kultur andere Rollenverhältnisse ausgeprägt hatte. Die Frauen gingen jagen und fischen; die Männer widmeten sich den kleinen Kindern und den Kochkünsten. Die Ergebnisse dieser Feldforschungen werden heute differenziert betrachtet. Dennoch zeigen sie eines: Ausnahmen bestätigen immer die Regel.

Wie auch immer – in der Konsumgesellschaft kochen sogenannte Hobbyköche gerne, der Rest der Bevölkerung gibt den Kochlöffel lieber in andere Hände und «genießt». Wer da kocht, ist meistens männlich. Warum aber gaben die Frauen den Löffel einfach ab?

Nicht immer freiwillig übergaben Frauen ihren angestammten Platz am Herd an Männer. Streng genommen haben sie gleich *drei Mal* den Löffel abgegeben.

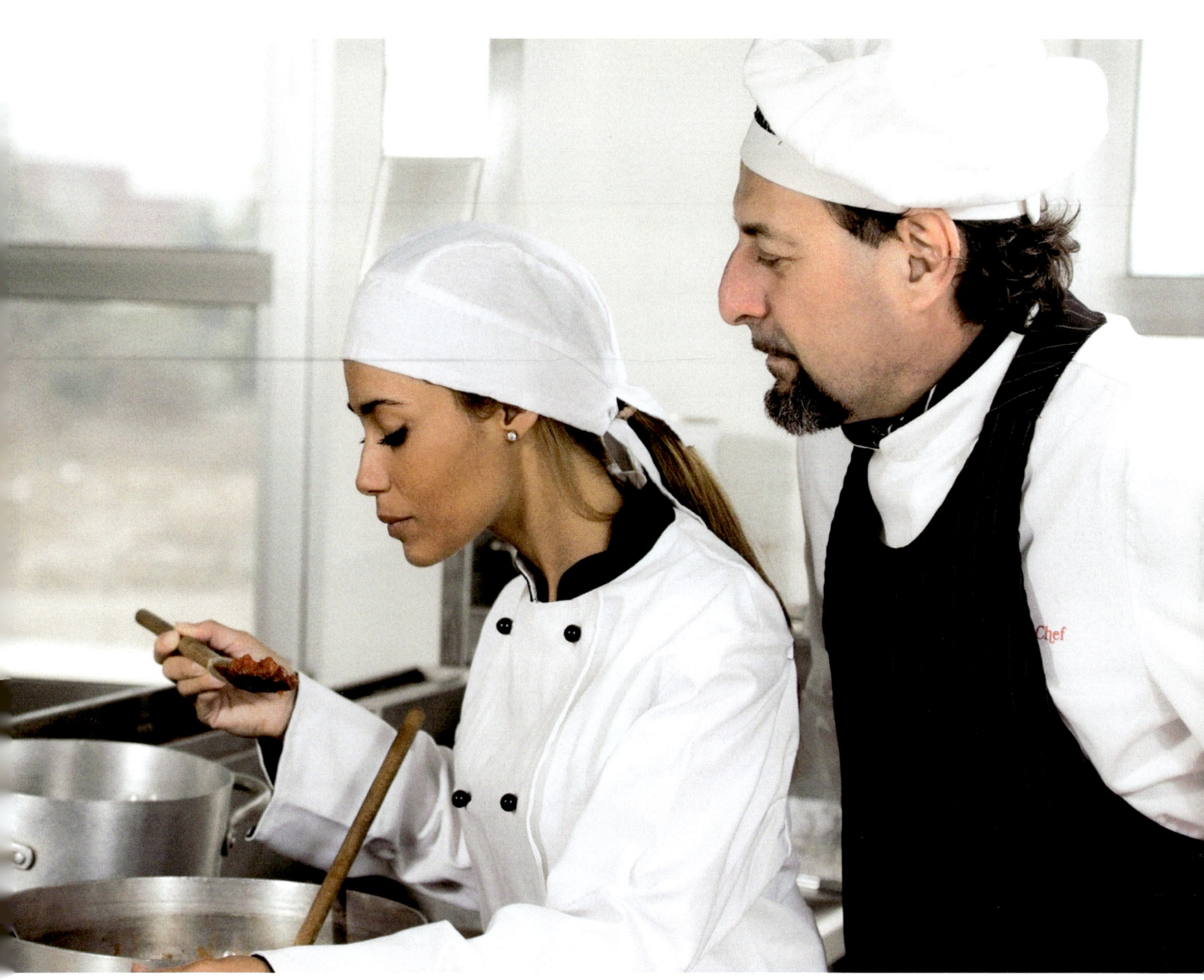

1. Kochlöffel

Der Koch ...

Ganz ernsthaft sei, Noël, dir prophezeit:
Die Kochkunst bringt dir noch Unsterblichkeit!
Der Mittel manche gibt's, das zu erlangen.
Wer seinesgleichen im Fach überfliegt,
Zeigt, wo ein neuer Weg noch gangbar liegt,
Darf seinen Meistertitel drob empfangen.
Du hast als aller Köche Held gesiegt.
Als der große König im
60. Lebensjahr stand. 1. Strophe (1 – 7):
Kulinarische Epistel, Friedrich der Große, 1772

Zum ersten Mal gaben Frauen den Kochlöffel etwa im 16. Jahrhundert ab.

Am Ende des Mittelalters wurde *Koch* zum regulären Beruf und in Deutschland zu einer Zunft. Die moderne Kochkunst kam in dieser Zeit aus Italien und wurde von dort aus durch Katharina von Medici (1519 – 1589) nach Frankreich eingeführt.

Unter dem «Sonnenkönig» Ludwig XIV. (1638 – 1715) erreichte die Bedeutung einer sehr üppigen und trickreichen Küche und ihres Küchenchefs den ersten Höhepunkt.

Nicht die Frauen, die seit der Erfindung des Feuers maßgeblich in den Töpfen gerührt hatten, kamen jetzt in die Ehre der beruflichen Anerkennung. *Nur* Männer wurden in den Berufsstand des Kochs erhoben. Dabei hat es nicht an Frauen in der Küche gefehlt, vielmehr standen sie den großen Meistern helfend zur Seite.

Von Köchen wurde Kreativität gefordert, und sie mussten Lebenseinstellungen und mentale Gefühle mithilfe sinnlicher Freuden übersetzen. Seit dem Mittelalter

94

verwöhnten männliche Meister den Gaumen der Reichen und Mächtigen, doch jetzt wurde das Kochen in aristokratischen Kreisen offiziell zur *Kunst* erklärt, war ebenbürtig mit der Malerei, der Musik und der Dichtung.

Die berühmten Berufsköche hatten nichts anderes im Sinn, als ihren Herren nach dem Mund zu kochen. Wer etwas auf sich hielt, brüstete sich auch mit gutem kulinarischen Geschmack, es wurden gerne *lukullische* Zeichen gesetzt.

Den Ton angeben

Gutes Essen gehörte zum guten Ton, weshalb sich mancher mit einer Speise gleich offiziell identifizierte, um übertragen gesehen bald «in aller Munde» zu sein.

Den Brauch, besondere Speisen berühmten Persönlichkeiten zu widmen, gab es schon im Altertum. Ein mit Lotosblüten garniertes Perlhuhn wurde vor etwa 3.500 Jahren nach der schönen ägyptischen Königin «à la Nofretete» benannt.

In der frühen Neuzeit, der Zeit der europäischen Hexenverfolgung,[36] war es gang und gäbe, dass bestimmte Speisen und delikate kulinarische Köstlichkeiten nach berühmten Männern benannt wurden. Diese Praxis wurde später gerne fortgesetzt.

Hier einige beispielhafte herzhafte oder süße Visitenkarten, die man sich auf der Zunge zergehen lassen sollte:
- Bartolomeo Scappi war einer der berühmtesten Köche der Renaissance. Sein bekanntestes Werk erhielt den klangvollen Titel «Opera». Unter Papst Paul III. kam Scappi 1534 in den Dienst der vatikanischen Küche, wo er für weitere Päpste und deren Gäste «zauberte». Scappi erwähnt, dass er im April 1536 als Küchenchef für das Gastmahl für Kaiser Karl V. verantwortlich war. Es bestand aus 13 Gängen

---

36 Europäische Hexenverfolgung: 1450 bis 1750. Höhepunkt 1550 bis 1650.

mit insgesamt 789 Gerichten. Der Nachwelt hinterließ er sein 1570 erschienenes Kochbuch «Opera», in dem er etwa 1.000 Rezepte der Renaissance-Küche sammelte.

– Zu Ehren des Staatsmanns und Begründers des Merkantilismus, Jean-Baptiste Colbert (1619 – 1683), entstand die berühmte «Sauce Colbert» aus Bratensaft, Butter, gewürzt mit Cayennepfeffer, gehackter Petersilie, Muskat, etwas Zitronensaft, verfeinert mit dem Dessertwein «Madeira».

– Einem der bedeutenden Feldherren unter Ludwig XIV., Louis II. de Bourbon, prince de Condé (1621 – 1686), wurde die berühmte rote sämige Bohnensuppe[37] gewidmet.

– Ein Rinderfilet im Blätterteigmantel wurde nach Herzog von Wellington (1769 – 1852) benannt.

Die Liste könnte ins Unendliche fortgeführt werden. Auffällig ist, dass nach der Antike es (mit wenigen Ausnahmen) nur Männer sind, deren kulinarische Vorlieben in einer Speise bewahrt bleiben.

Dem Koch sei Dank und Ehre: An Huldigungen erkennt man die Hochachtung und die damit verbundene Macht, die die Meister der Küche erlangen konnten. Es wurde sogar üblich, dass Gerichte den Namen ihrer *Meister*hand trugen – selbst wenn diese den Titel noch gar nicht errungen hatten.

Noch heute findet man den Namen von Österreichs Staatskanzler Clemens Fürst von Metternich (1773 – 1859) auf den nach ihm benannten Riesling-Sektflaschen. Der 16-jährige Lehrling in seiner privaten Küche war kein Geringerer als Franz Sacher. Dieser wiederum schuf um 1838 die berühmte Sachertorte.

37 Das Rezept ist auf S. 204 in diesem Buch zu finden.

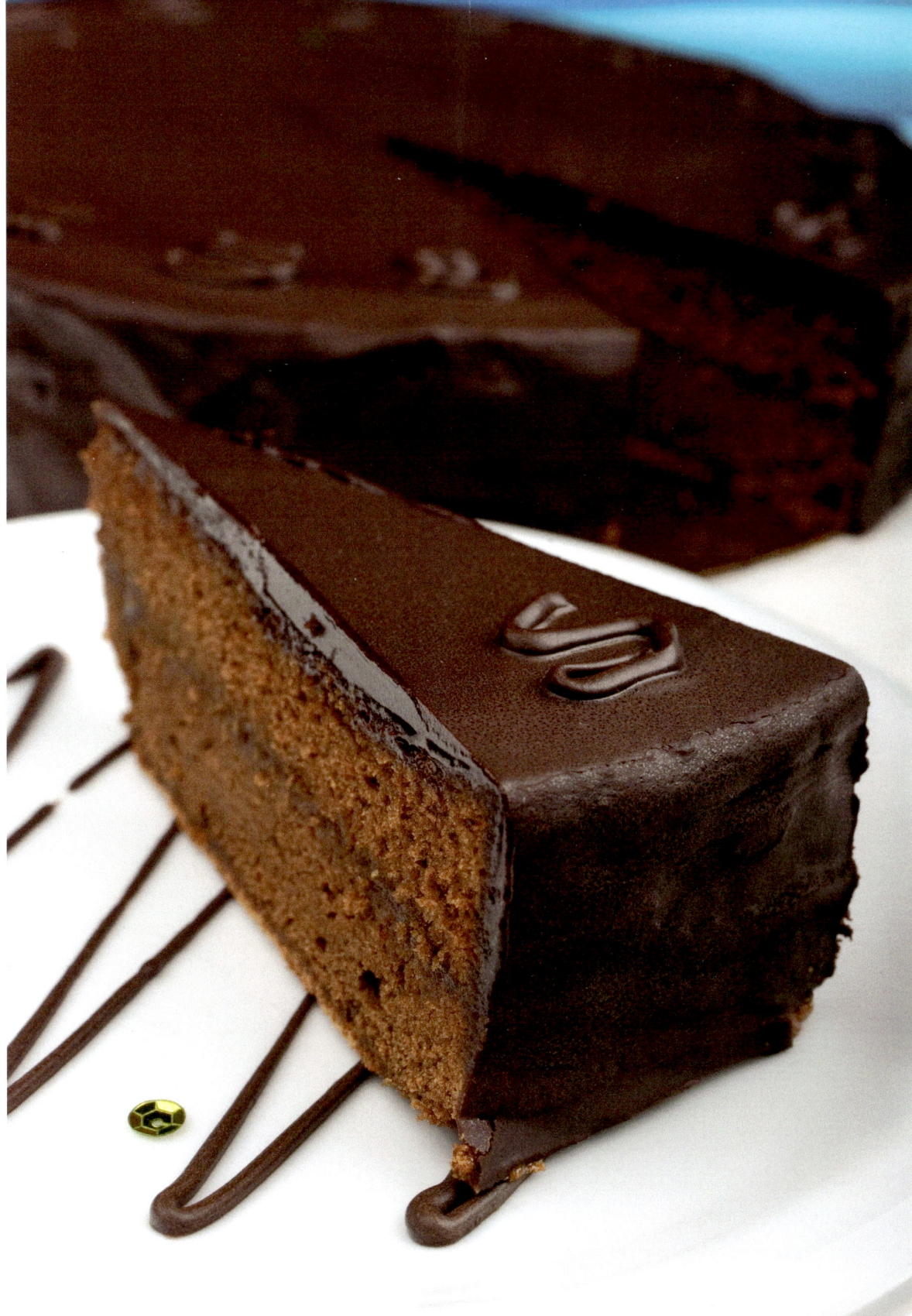

Friedrich II., auch der Große genannt, König von Preußen (1712 – 1786), beehrte seinen Leibkoch, den ersten Hofküchenmeister Noël von Périgieux, sogar mit überaus löblichen Versen, die zu Beginn des Kapitels zu lesen waren.[38]

Auch wenn die Damenwelt bei der Vergabe von ehrenden Speisenamen dezent im Hintergrund blieb, die Quelle der meisten Rezepte ist der heimatliche Herd. Der Gaumen eines jeden Kochs wird in der frühen Kindheit, also in der Regel von der eigenen Mutter, geprägt.

Hausmannskost soll jedoch primär satt und zufrieden machen, hier fehlt der künstlerische Anspruch. Beim aristokratischen Kochstil ist die augenscheinliche und dekorative Gestaltung oft noch wichtiger als die Gaumenfreude selbst.

Diese Tradition bleibt übrigens weitgehend bis in die heutige Zeit erhalten. Die großen Köche aller Zeiten sind filigrane Handwerker, die beeindruckende Bilder aus Lebensmitteln auf Tellern kreieren. Das macht ihnen so leicht keiner nach, auch wenn es in bunten Kochbüchern und modernen Kochshows immer so einfach aussieht.

Überhaupt wollen Koch und Bekochte unter sich bleiben. Frei nach dem Motto: Sage mir, wo und mit wem du isst, dann sag ich dir, wer du bist.

Der Zunftstatus von 1663 verbietet sogar, dass Köche ihren «salle à manger» (exklusiver Speisesaal) und ihr Equipment vermieten.[39] So musste das immer mächtiger werdende Bürgertum anfangs auf den Luxus der hier gebotenen Genüsse verzichten. Aber nicht mehr lange.

Mit der Französischen Revolution kamen neue Machtverhältnisse auch auf den Tisch. Restaurants, die allen mit dem nötigen Kleingeld offen standen, ersetzten den «salle à manger».

---

38 Friedrich der Große, *Kulinarische Epistel*, 1772.
39 Vgl. Eva Barlösius, *Soziologie des Essens*, 1999, S. 143.

Die angesehenen Köche wechselten in die Küchen dieser Feinschmeckertempel, in denen noch immer ausschließlich Männer den Löffel schwangen. Aber schleichend hatte sich das Geld in einer anderen Schicht vermehrt, die jetzt auch in den Genuss von Hauspersonal kommen sollte, dem Bürgertum.

… und die Köchin

Ein neuer Bereich der professionellen Küche entstand, der den Frauen vorbehalten war. Köchinnen rückten in betuchten bürgerlichen Haushalten an den Herd. Aber ihr Berufsbild war anders als das ihrer männlichen Kollegen.

Von einer Köchin wurden völlig neue Qualitäten erwartet. Seit dem 17. Jahrhundert entstanden Kochanleitungen speziell für Köchinnen.[40] Gewünscht war eine gesunde Küche, die *den natürlichen Geschmack der Speisen* hervorhob. Die Speisen sollten sich vom «luxuriösen Gaumenkitzel» der Aristokratie und von der «pöbelhaften» Küche der Bauern unterscheiden. Es entwickelte sich eine ganz spezielle Küche des «Mittelmanns», die gesund und leicht war und damit völlig andere Akzente setzte als die Küchen der Aristokratie und der schwer arbeitenden Bevölkerung.

Mit der Kochkunst allein war es aber nicht getan: Die später als bürgerliche Tugenden gefestigten Verhaltensweisen wurden hier erwartet: Fleiß, Sauberkeit, Sparsamkeit und Ordnung.[41]

Die Bezahlung einer Köchin lag deutlich unter der eines männlichen Kochs. Ihr Aufgabenfeld war jedoch größer und umfasste die Pflege aller für die Küche und den Tisch benötigten Utensilien.

---

40 Vgl. ebd., S. 144.

41 Vgl. Johanna Katharina Morgenstern-Schulze, *Unterricht für ein junges Frauenzimmer, das Küche und Haushaltung selbst versorgen will, aus eigener Erfahrung erteilt von einer Hausmutter*, Leipzig 1785.

Die professionellen Köchinnen prägten einen Kochstil, der nicht lange brauchte, um auch bei der gehobenen Küche Anklang zu finden.

Wieder einmal gaben die Köchinnen ihren Löffel an die männlichen Meister in der Küche ab, indem sie sich in die Töpfe schauen ließen und so die Geheimnisse ihrer Kochkunst verrieten. Die Lorbeeren kassierten andere.

Als «König der Kochkünste» wird der Franzose Paul Bocuse bezeichnet, der seit 1965 vierundvierzigmal in Folge mit drei Sternen durch den Hotel-, Restaurant- und Reiseführer *Roter Michelin* ausgezeichnet wurde. Der *Gault Mileau* nennt ihn gar einen Jahrhundertkoch. Fest steht, dass er mit zu den Begründern der sogenannten «Nouvelle Cuisine» gehört, der neuen Französischen Küche, die den Eigengeschmack von frischen Nahrungsmitteln wieder in den Vordergrund stellt.

Bis heute gilt der Beruf des Kochs als «Männerberuf». Es sind wenige Frauen, die sich in die anspruchsvolle Ausbildung begeben. Es sei ein schwerer Beruf, der körperlich harte Arbeit fordere. Die unregelmäßigen Arbeitszeiten seien familienfeindlich, heißt es landläufig. Stimmt auch, aber deswegen werden die Frauen nicht geschont. Tatsächlich werden in guten Küchen immer noch lieber Männer in *gehobenen* Küchenpositionen angestellt. Frauen landen bei ähnlichen Leistungsansprüchen in untergeordneten Positionen, die «natürlich» auch geringer entlohnt werden. Die Arbeit ist keineswegs leichter, die Arbeitszeiten kaum humaner.

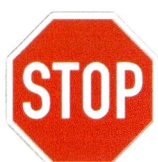

Denken Sie an Ihre Lieblingsrestaurants: Wer schwingt dort den Kochlöffel?
Welche Gerichte kennen Sie, die nach berühmten Persönlichkeiten benannt wurden?
Ist Ihnen ein Gericht bekannt, das nach einer Frau benannt wurde?

Kochen macht Spaß

Der Lustfaktor bei Arbeiten in der Küche scheint – zumindest beim weiblichen Geschlecht – im Lauf der Geschichte geschwunden zu sein. Aber wer hat die jungen Frauen bis ins 19./20. Jahrhundert überhaupt nach ihren Wünschen gefragt – von «Lust» einmal ganz zu schweigen?[42]

Die Tatsache, dass sich Frauen mit ihrer Kochkunst selten einen *goldenen Löffel* verdienen konnten, hat vermutlich auch dazu beigetragen, dass die Lust am Kochen geschmälert wurde. In der Regel blieb die Essenszubereitung für die Familie eine unbezahlte und im höchsten Maße undankbare Aufgabe der Frau. So ist es eben mit dem Frust bei der Lust.

---

42 Die Schullaufbahn endete für Mädchen mit dem 15./16. Lebensjahr und im Idealfall mit der höheren Töchterschule. Und – obwohl besser als die Volksschule – Bildung bedeutete hier vielmehr eine Perfektionierung der fraulichen Tugenden und Pflichten. Hauswirtschaftliche Fächer waren Kernfächer – sie vermitteln neben Fertigkeiten auch Etikette, Stil und Tugend. Vergleichsweise spät begann der Durchbruch der Töchter in akademische Sphären: 1890 erstes Mädchengymnasium in Prag; 1893 das erste Mädchengymnasium in Karlsruhe; 1900 wird Frauen ein Studium an badischen Hochschulen gestattet, in Preußen erst acht Jahre später.

2. Kochlöffel

An den Herd …

Völlig unabhängig von Stand und Status steht für alle Schichten bis ins 20. Jahrhundert fest: Die Frau gehört ins Haus und ist ökonomisch abhängig.[43] Position und Aufgaben im Haus stellen sich jedoch sehr unterschiedlich dar.

Adelige und großbürgerliche Frauen haben Hilfen im Haushalt. Ihnen wird die Nahrungszubereitung abgenommen wie die meisten anderen Hausarbeiten auch.

Bauersfrauen leben meist in der Großfamilie und können auf die Hilfe ihrer Mütter und Großmütter zählen, die traditionsgemäß die Nahrungszubereitung für alle Familienmitglieder und Bedienstete übernehmen.

Arbeiterfrauen plagen sich meist allein, in oft beengten Wohnungen, mit wenig Geld und sehr viel Arbeit. Die Kernfamilie – Vater, Mutter, Kinder – setzt sich durch. Für weitere Familienmitglieder fehlt es an Platz in den kleinen Arbeiterwohnungen. Sie müssen neben dem Haushalt oft noch Geld erwirtschaften … und kochen.

Alles eine Frage der Energie

Es sind die Früchte der aufblühenden Wissenschaft, die der ärmeren Bevölkerung ganz langsam zunutzen kommen. Ende des 18. Jahrhunderts gelang es dem Mineningenieur William Murdoch (1754 – 1839), Gas aus der Steinkohle *zu extrahieren*. Zunächst beleuchtete er sein Wohnhaus, aber schon bald wurde mit Gas gekocht – und das nicht nur auf den britischen Inseln.

43 Ausnahmen waren Lehrerinnen, weibliche Beamte, Dienstbotinnen, Offizierinnen und Nonnen.

«Im Januar 1893 waren in Zürich 220 Gasmesser für Küchen angeschlossen, im Oktober 1896 waren es bereits 3.000. ... 1908 waren in Zürich 3.500 Gaskochherde aufgestellt und zirka 26.500 Gaskochapparate.»[44]

Gaskocher werden in Ratgebern empfohlen, sind aber anfangs recht kostspielig. «Die Anschaffung eines Gaskochapparates, namentlich für kleine Familien, ist sehr zweckmäßig und stellt sich bei sparsamem Verbrauch unter gleichzeitiger Benützung der Kochkiste oft billiger als Herdfeuerung.»[45]

Vorerst noch drängt sich die Familie jedoch um den Ofen, das wärmende Herz des Hauses. Noch bis lange in das 20. Jahrhundert hinein prägen kombinierte Holz-/Kohle-Gas-Herde die Wohnungen. Sie erlauben auch im heißen Sommer das Kochen, ohne dass ein Ofen befeuert werden muss.

Für die sozialen Kontakte sind diese Wohnküchen wichtig. Gemütlichkeit und Zweckmäßigkeit halten sich jedoch in Grenzen. Häufig sind die Kochstellen in einer dunklen Ecke des Hauses – denn schließlich soll der zentrale Kaminanschluss als Abzug für den Rauch genutzt werden. Der Wasseranschluss kann sich unpraktischerweise in einer ganz anderen Ecke der Wohnküche befinden, manchmal sogar außerhalb des Raumes. Die tägliche Küchenarbeit ist schwer und zeitraubend.

Bis der sparsame Gasherd in der kleinen Arbeiterwohnung seinen Platz findet, müssen noch ein paar Jährchen vergehen. In dieser Zeit verändert sich die Raumverteilung in den Häusern grundlegend:

– Erst wurde das offene Feuer verbannt. Seit dem 18. Jahrhundert setzten sich geschlossene gemauerte Kochherde durch. Wärme konnte sinnvoller genutzt werden und Gefahren durch offene Feuer wurden deutlich gebannt.

44 Christoph Schilling, «Nachfrage muss gezüchtet werden. Die Eroberung der Schweizer Küche durch den neuen Brennstoff Gas», Zeitschrift/CD: *form+zweck*, Ausgabe 11 + 12: Reparatur, Zoo, Art Déco. Siehe auch: www.formundzweck.de

45 Elise Kühn, *Grundzüge der Haushaltungslehre*, 1912, S. 26.

– Im 19. Jahrhundert wurde die Kochstelle beweglich: Herde aus Gusseisen waren aber zunächst sehr teuer. Seit den sechziger Jahren des 18. Jahrhunderts wurden in Deutschland transportable Herde aber serienmäßig hergestellt und schrittweise preiswerter.
– Zur gleichen Zeit begann die Ära des Gasherds, der sich in den Städten Anfang des 20. Jahrhunderts durchsetzte.
– George B. Simpson nahm 1850 die Platte eines Kohleherds und leitete über einen Draht Strom ein. So erfand er die erste elektrische Kochplatte. Der erste Elektroherd wurde 1893 in Chicago vorgestellt. Für den Haushalt sollten Elektroherde aber erst sehr viel später interessant werden. Die Herde sind im Vergleich zu Gasherden zunächst unpraktisch, zumal es anfangs keine Temperaturregulierung gab. Außerdem war weder im Erfinderland Amerika noch in Europa ein flächendeckendes Stromleitungsnetz vorhanden. Die Versorgung mit Gas stellte sich zunächst als günstiger dar, weil Leitungen für die Straßenbeleuchtung schon großzügig verlegt waren.

Mit der Verdrängung der Holz-/Kohleherde durch Gas- und später durch Elektroherde wurde Kochen sauberer und weniger kraftaufwendig. Weder Holz hacken noch Kohlen oder Ascheeimer schleppen – Dreck und Kohlenstaub fielen auch weg!

Kochen bekommt durch die neuen Energiequellen eine neue Qualität

Neuheiten stoßen nicht überall auf Interesse und die notwendige Finanzkraft. Tradition und Moderne stehen in der Küche seit jeher in direktem Konflikt. Gewinnversprechende Innovationen sollen daher gezielt beworben werden, das wusste schon Gasdirektor Escher aus Zürich 1925: «Die Nachfrage resp. der Verbrauch ist stark von der Gewohnheit abhängig, muss also gezüchtet werden. Unbekannte Dinge, auch wenn sie noch so gut und nützlich sind, können dann nicht verlangt werden, wenn man sie nicht kennt.»[46]

Die sich anschließenden Werbekampagnen wurden mit Erfolg belohnt, wie man heute weiß. Doch wie alles, hat auch der neue Fortschritt einen Preis: Während Elektro- und Gasgeräte ganz langsam in die Wohnungen Einzug hielten, zogen mit elektrischem Licht, der Waschmaschine und der separaten Küche die Geselligkeit und die soziale Gemeinschaft aus dem Familienalltag aus.

Die einsame Küche

Zunehmend trennen sich Koch- und wärmende Ofenstelle. Die Familie verlässt die Küche als zentralen Lebensraum. Die Küche entwickelt sich immer mehr zum reinen Produktionsort von Speisen. In Neubauwohnungen sind die Küchen jetzt zweckmäßig, aber isoliert und winzig. Den Prototyp für alle Einbauküchen entwickelte die Wiener Architektin Margarete Schütte-Lihotzky (1897 – 2000) im Auftrag für den Stadtplaner Ernst May. Die «Frankfurter Küche» (Foto auf S. 106) sollte ein *rationalisierter Arbeitsplatz* sein. Grundlage war das von dem US-Amerikaner Frederick Winslow Taylor (1856 – 1915) begründete Prinzip einer *Prozesssteuerung von Arbeitsabläufen*, heute Taylorismus benannt.

«Das Problem, die Arbeit der Hausfrau rationeller zu gestalten, ist fast für alle Schichten der Bevölkerung von gleicher Wichtigkeit. Sowohl die Frauen des Mittelstandes, die vielfach ohne irgendwelche Hilfe im Haus wirtschaften, als auch Frauen des Arbeiterstandes, die häufig noch anderer Berufsarbeit nachgehen müssen, sind so überlastet, dass ihre Überarbeitung auf die Dauer nicht ohne Folgen für die gesamte Volksgesundheit bleiben kann» (Margarete Schütte-Lihotzky, 1926).[47]

46 Christoph Schilling, «Nachfrage muss gezüchtet werden», a.a.O.
47 *Das neue Frankfurt*, Heft 5/1926 – 1927.

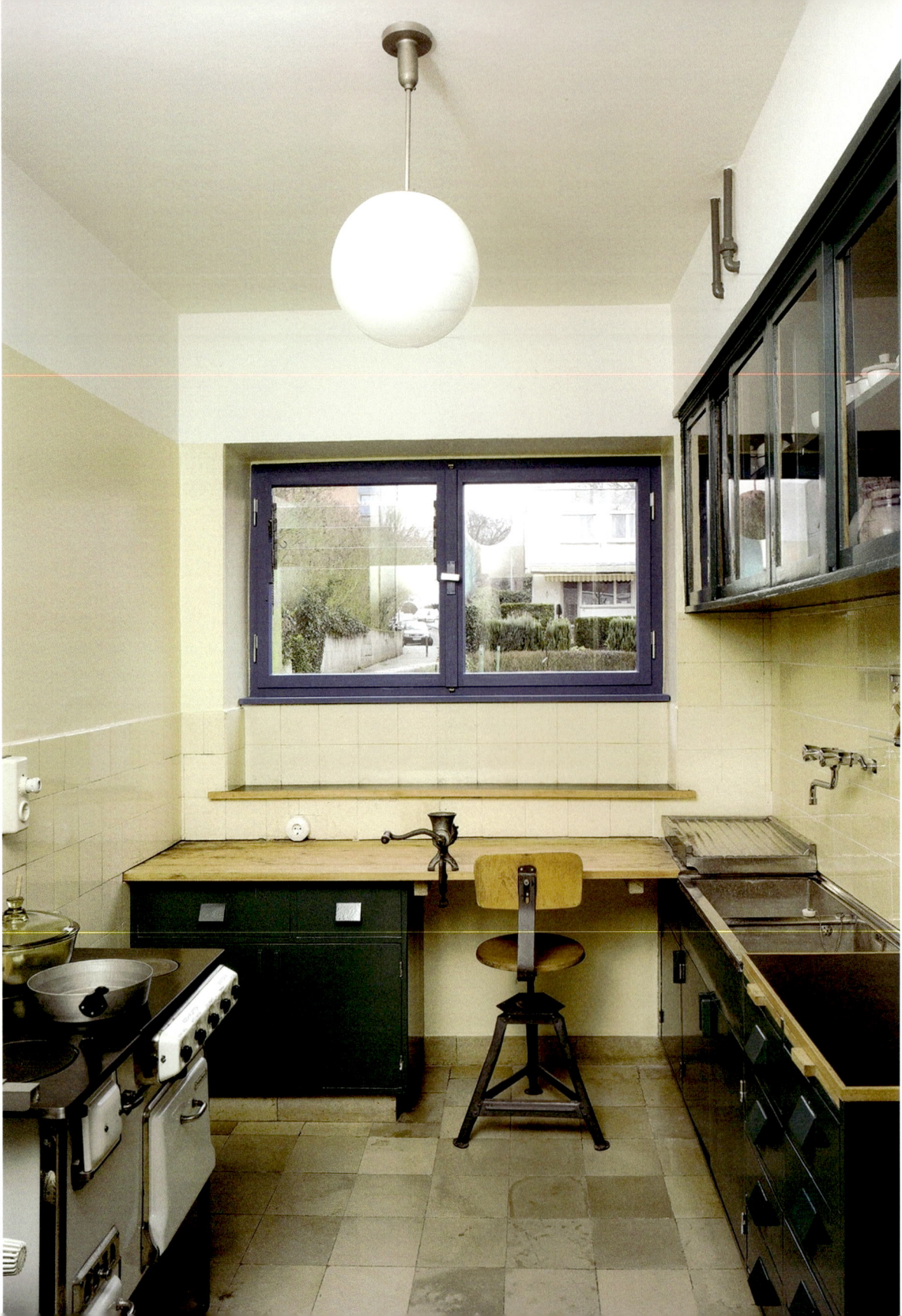

Diese Küche wird als *Arbeitsplatz* verstanden, als *Werkstatt*. In einer rationalisierten Küche können sich kaum zwei Personen frei bewegen. Folge: Die Familie wird aus der Küche verbannt. Man hält sich in der «guten Stube», im «Wohnzimmer» auf. So werden Kochkunst und Küchenarbeit immer mehr dem Wahrnehmungsfeld der Familie entzogen. Gerne mit dem vorgeschobenen Vorteil: Die Hausfrau hat ihr eigenes Reich. Sie soll nicht gestört werden – oder war es umgekehrt?

In einer rationalen Küche soll und darf es schnell gehen – immer mehr Produzenten und Erfinder fühlen sich vor neue Anforderungen gestellt, sie erfinden Speisen, damit sich auch die Frau nicht mehr lange in der Küche aufhalten muss und ihrer Familie ins Wohnzimmer folgen kann.

Die Chemie köchelt mit

Die industrielle Revolution brachte völlig neue Töpfe zum Brodeln: die Biochemie.

Zunächst einmal standen zwei Aufgaben im Vordergrund:
- Die Küchenarbeit sollte erleichtert und die Konservierung von Lebensmitteln vereinfacht werden.
- Nahrungsmittelmangel und Hunger, Krieg und Krankheiten sollte mittels neuer Nahrungsmittel begegnet werden. Die Entwicklung von Fertiggerichten wurde auf den Weg gebracht.

Die damaligen Entdeckungen und Erfindungen veränderten auch die Küche und mit ihr das Essen:
- *James Watt (1736 – 1819)* hatte die Dampfmaschine erfunden. Mit ihr wurden seit 1776 auch Getreidemühlen betrieben.
- *Louis Pasteur (1822 – 1895)* entdeckte 1857 Milchsäurebakterien und bewies, dass Bakterien durch Erhitzen abgetötet werden. Seit 1861 wird das Pasteurisieren zur Haltbarmachung von Lebensmitteln genutzt.

– *Charles Darwin (1809 – 1882)* beschrieb 1859 die Theorie der Evolution in *Die Entstehung der Arten*. Sein Wissen fand in der gesamten Landwirtschaft gezielte Anwendung.

– *Justus von Liebig (1803 – 1873)* wurde während der großen Choleraepidemie 1852 dazu gebracht, eine leicht verdauliche warme Suppe für schwer Darmkranke zu entwickeln. Sein *Fleischinfusum* ging als «Liebigs Fleischextrakt» in die Geschichte ein und ist samt sämtlicher Kopien heute kaum noch aus irgendeinem Haushalt wegzudenken.

– Der Berliner Koch *Johann Heinrich Grüneberg (1819 – 1872)* war nicht nur Konservenfabrikant, er erfand im Jahr 1867 auch die «Erbswurst». Was zunächst für Soldaten im Deutsch-Französischen Krieg entwickelt wurde, kam schnell in moderne Küchen. Mit etwas Frischgemüse verfeinert, kam so eine der ersten schnellen Mahlzeiten auf den Tisch. 65 Tonnen Erbswurst pro Tag wurden von 1.700 Arbeitern in der Konservenfabrik produziert, die der geschäftstüchtige Grüneberg schließlich an den preußischen Staat verkaufte.

– Der Schweizer *Julius Maggi (1846 – 1912)*, Sohn eines Mühlenbesitzers, wollte armen Menschen eine preiswerte und gesunde Nahrung verschaffen. Er mischte im Jahr 1886 Erbsen- und Bohnenmehl zu einfachen Fertigsuppen – ein ganz ähnlicher Ansatz wie die Erbswurst von Grüneberg. Parallel entwickelte er die Suppenwürze, die ihn weltberühmt machte.[48] Als er feststellte, dass das Bildungsbürgertum sich für seine Ideen begeisterte, war die Tütensuppe geboren. Heute gehören die Maggi-Werke der Nestlé Deutschland AG, die jährlich 33 Millionen Flaschen mit Würze befüllt.

---

48 Dem Grundrezept war noch kein Glutamat als Geschmacksverstärker beigemischt.

Die Saat ist gelegt, doch noch geht sie nicht auf. – Die arme Bevölkerung betrachtete modische Neuerungen in der Küche zunächst weiterhin kritisch. Die Hausfrau rührt nach überlieferten Rezepten durch alle schlechten Zeiten hindurch. Doch plötzlich bekommt ihre Arbeit von unerwarteter Seite eine enorme Aufmerksamkeit.

Die Nationalsozialisten propagieren eine deutliche Rollenteilung. Die Hausfrau bekommt seit 1933 sogar ein besonderes Profil und eine hohe Wertschätzung, unter anderem durch intensive Fortbildung in Hauswirtschaftslehre. Der heimische Arbeitsbereich wird enorm ausgebaut. Frauen sollen auch kleinbäuerliche Bereiche beherrschen – von der Kleintierhaltung über Gemüseanbau und Ernte bis hin zur Konservierung von Lebensmitteln. Nie zuvor und nie mehr im Nachhinein wurde Wissen rund um die Nahrungszubereitung so kompakt, intensiv und nachhaltig vermittelt.

Wie wichtig ist Ihnen die Größe einer Küche?
Arbeiten Sie eher allein in Ihrer Küche oder lieben Sie das Kochen in Gesellschaft?
Kennen Sie noch die Arbeiten in einem Kleingarten?
Verarbeiten Sie die Früchte des Jahres zu haltbaren Lebensmitteln?

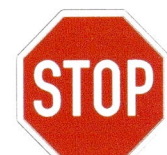

Von der Küche ins Berufsleben …

Zwischenzeitlich verlangen die letzten Kriegsjahre und die schrecklichen Nachkriegsjahre, dass Frauen die Berufe der gefallenen Männer übernehmen. Zum ersten Mal verlassen Frauen den ihnen angestammten und zugewiesenen Platz am Herd.

Den Kochlöffel geben Sie aber nicht ab. Sie *können* ihn nicht an den Nagel hängen, auch wenn sie es wegen der massiven Arbeitsbelastung gerne würden.

Doch zunehmend verliert die Hausarbeit an Achtung. Wirtschaftlicher Erfolg,

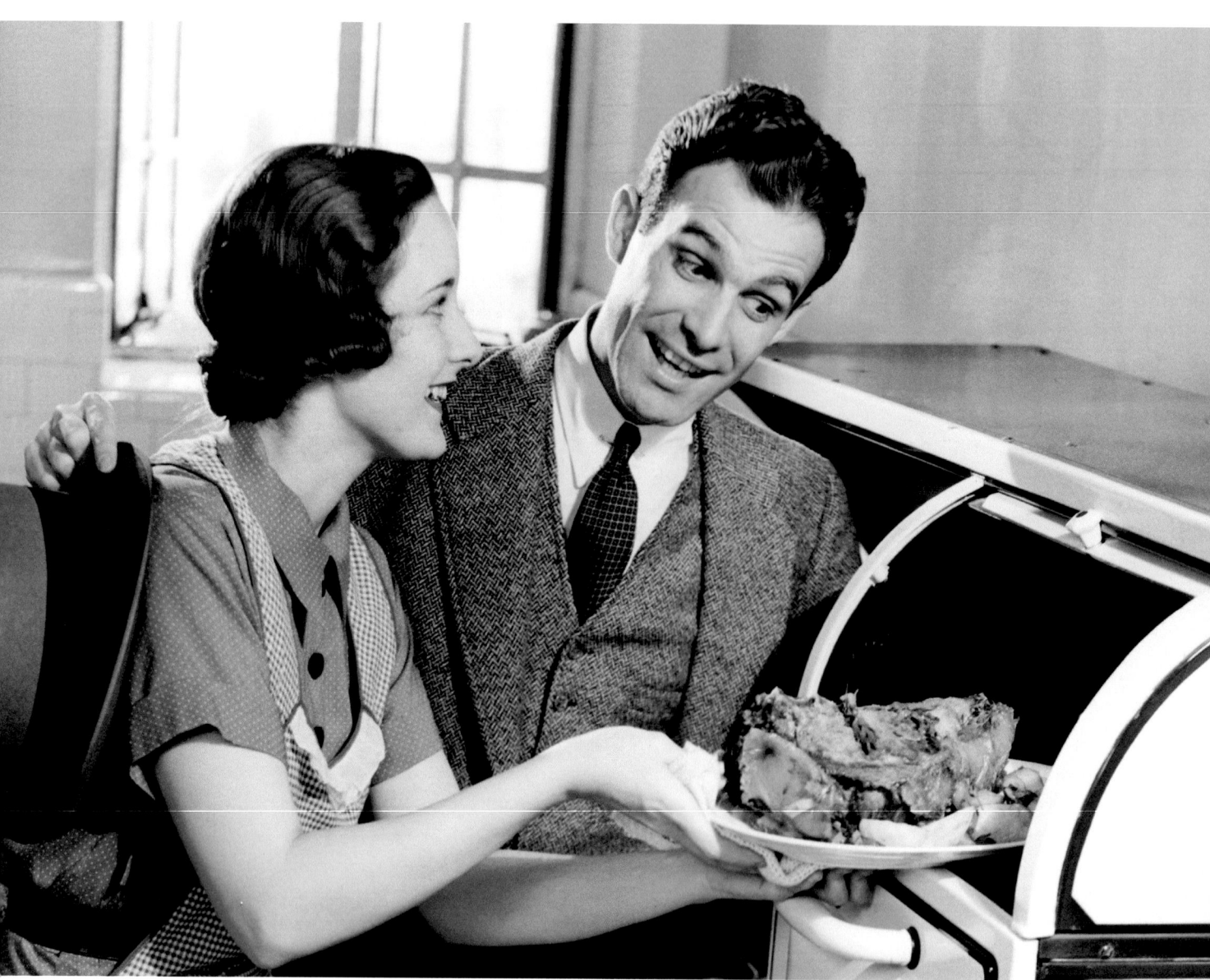

gemessen am Wohlstand, zählt. In dieser Doppelbelastung wird das Kochen oft zur leidigen Pflicht. Jede Arbeitserleichterung in der Küche ist jetzt herzlich willkommen.

… und wieder zurück?

Das Wirtschaftswunder bringt viele neue Errungenschaften, die zunächst nur langsam die Bevölkerung erreichen. In konservativen Lagern wird es jetzt gern gesehen, wenn Frauen zurück an den Herd ziehen. Sie sollen die Versorgung der Kinder und die Haushaltsführung übernehmen. Der Propagandaaufwand ist enorm. Sämtliche Werbung strotzt vor «glücklichen» Hausfrauen.

Doch Statistiken der fünfziger Jahre beweisen, dass das Leitbild von Ehe und Familie hinkt. Sieben Millionen Frauen in Deutschland hatten ihren Mann durch den Krieg verloren oder sie fanden keinen Ehemann, da der Zweite Weltkrieg vier Millionen männliche Opfer forderte und weitere sechs bis sieben Millionen Männer noch Jahre nach Kriegsende in Gefangenschaft waren.

Im Oktober 1957 sind 47,2 Prozent der weiblichen Wohnbevölkerung im Alter zwischen 15 und 65 Jahren erwerbstätig.[49] In der DDR sollte der Frauenanteil in der Berufswelt erst noch steigen, 1960 waren es 45 Prozent.[50]

Die Finanzen sind knapp. Eine mehrköpfige Familie kann sich kaum die Werksspeisung leisten. Kantinen blühen dennoch allerorten auf. Im Osten gehören «erschwingliche» Schul- und Kantinenessen mit wachsender Berufstätigkeit der Frauen zum Alltag. Eine große Erleichterung, wie bis heute allgemein beteuert wird.

Dennoch wurde abends in den eigenen vier Wänden für die Familie gekocht.

Und wer kochte? Natürlich die Frauen. Kochen blieb in den Augen der Gesell-

---

49 *Die Frau im Staat, in Haushalt und Familie. Ein Zahlenbericht aus der amtlichen Statistik*, hrsg. vom Bundesministerium für Ernährung, Landwirtschaft und Forsten, Bonn 1960.

50 Quelle: *Statistisches Jahrbuch der DDR 1987*, S. 17.

schaft – hüben wie drüben – *Frauenarbeit*. Zur Untermauerung wird nicht an Witzen gespart, die Männer bei der Hausarbeit lächerlich machen:

Warum haben Männer keinen Busen? – Sie können mit Doppelbelastung nicht umgehen.

Wir versuchen, ihn von der Küche fernzuhalten. – Das letzte Mal, als er gekocht hat, hat er den Salat anbrennen lassen.

Wie beginnt ein Mann im Haushalt mitzuhelfen? – Er hebt als Erstes die Beine, damit seine Frau darunter durchsaugen kann.

Die Doppelbelastung und die Einsamkeit am Herd fallen schwer. Hinzu kommt die fehlende Wertschätzung. Das Maß an Prestige steigt vielmehr mit der demonstrativen Befreiung von jeglicher Arbeit.[51]

Kochen bedeutet viel Arbeit, wenig Anerkennung und überhaupt keine Form von Lohn. Wer will das schon?

Nur zu gerne würde manche Frau jetzt den Kochlöffel abgeben.

Umso dankbarer wird jede Aussicht auf Arbeitsersparnis wahrgenommen. Es wird eisern gespart, um in den Vorteil von technischen Neuerungen zu gelangen. Die Werbung setzt den Maßstab: «Küchenarbeit in der halben Zeit.»

Neben Elektrogeräten helfen vor allem die jetzt günstigen Konserven, freie Zeit zu sparen: «Mal *eben* eine Dose aufmachen.»

51 Vgl. Thorstein Veblen, *Theorie der feinen Leute*, Erstausgabe, New York 1899.

Wie sieht die Arbeitsverteilung in Ihrer Familie und im Freundeskreis aus?
Gibt es einen Unterschied zwischen Alltag und «Sondersituation», wenn beispielsweise Gäste kommen?

Der kalte Befreiungsschlag

Die wirkliche Revolution in der Küche fehlte bald in keinem Haushalt mehr. Der Kühlschrank und im Gefolge die Kühltruhe veränderten das Ess- und Kochverhalten der
gesamten Bevölkerung.

Im Amerika der dreißiger Jahre löste der Kühlschrank die Eiskiste ab und gehörte fortan zum Standard in jedem Haushalt. In den fünfziger Jahren symbolisierte der
Kühlschrank in Deutschland den Fortschritt per se. «Eisgekühlte Coca-Cola, Coca-Cola
eisgekühlt …» Dieses Getränk ist direkt an den Erfolg des Kühlschranks gekoppelt: ein
Getränk, das ein «völlig neues Lebensgefühl» verspricht – eine kühle Brise Freiheit!

Tatsächlich brachte kein anderes Gerät einen so folgenschweren Einschnitt in die
traditionelle Hausarbeit. Alle aufwendigen Konservierungsmethoden von Lebensmitteln wurden durch die «Wunderkiste» überflüssig.

Explosionsartig platzte mit dem Boom des Kühlschranks ein neuer Industrie-
zweig aus seinem Kokon: die Nahrungsmittelindustrie.

Jetzt geben die Frauen ihren Kochlöffel erneut ab – und zwar freiwillig.

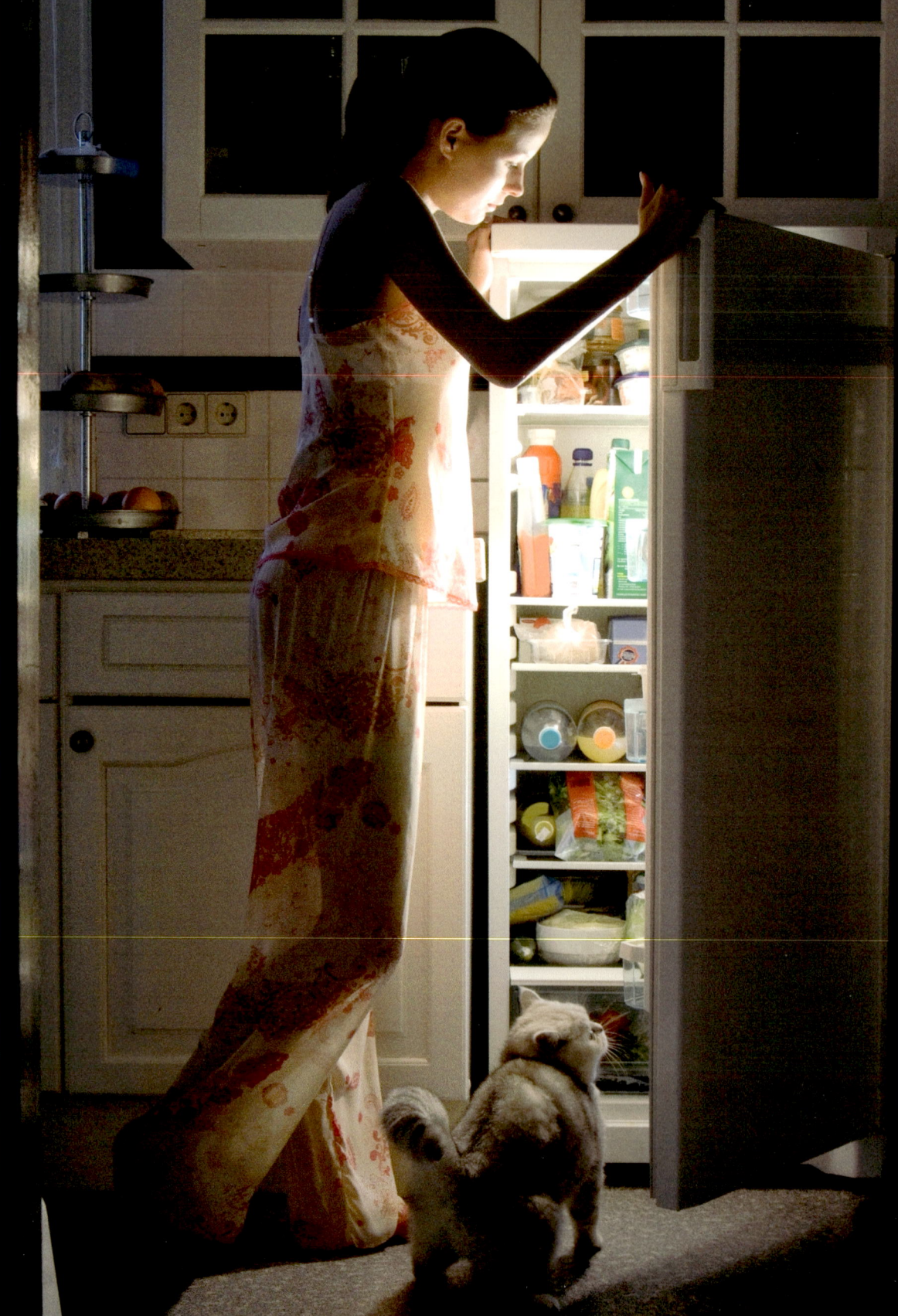

3. Kochlöffel

Frauenbewegung – Frauenbewusstsein

Zur gleichen Zeit erlebt die Emanzipationsbewegung einen internationalen Durchbruch. Von drei Seiten wird ein neues Rollenverhältnis zwischen Mann und Frau gefordert:

- von der bürgerlichen Frauenbewegung,
- der linken Studentenbewegung,
- und der radikal-feministischen Befreiungsbewegung.

Doch die meisten Männer weigern sich standhaft, sich an «Frauenarbeit» zu beteiligen. Allen Erfolgen in Sachen Gleichberechtigung zum Trotze bleibt das Arbeitskräfteverhältnis ungleich verteilt und honoriert – zum Teil bis heute.

Mit dem Aufschwung entsteht ein erneuter Arbeitskräftemangel. In den fünfziger Jahren werden auch verheiratete Frauen berufstätig. Sie wollen Geld verdienen. Sie wollen Unabhängigkeit erlangen. Doch zunächst einmal wollen sie ein Stück vom verlockenden Kuchen des wirtschaftlichen Aufschwungs genießen. Mehr Geld heißt mehr Kaufkraft. Nach vielen Jahren der Entbehrung gibt es jetzt verlockende Konsumgüter (Fernseher, Autos, Haushaltsgeräte), erste Urlaubsreisen und schmackhafte Lebensmittel, die überall in den Auslagen der Geschäfte locken.

Der Wertewandel wirkt sich massiv auf die Einstellung zur Hausarbeit und zum Kochen aus.

Kriegerwitwen, Trümmerfrauen und zunächst auch die Frau im Wirtschaftswunder haben aus der Notwendigkeit heraus den Schritt ins Berufsleben getan. Jetzt wollen Frauen die errungenen Freiheiten bewahren und keine Abhängigkeit von einem «Ernährer», wenngleich die Doppel- bzw. meist Dreifachbelastung – Beruf, Kinder, Haushalt – enorm ins Gewicht fällt.

Endlich, als die Rufe laut genug erklingen, werden sie auch gehört. Und schon wiederholt sich ein Stück Geschichte, denn es sind tatsächlich Männer, die wieder einen goldenen Löffel wittern. Den wollen sie sich jetzt verdienen.

Der heimische Löffel wird gebrochen

Die Städte wachsen. Die Bürger haben immer mehr Geld. Die Lebensmittelindustrie arbeitet mit Hochdruck, um der Nachfrage gerecht zu werden und sie weiter anzukurbeln. Selbstversorgung ist auch kaum möglich. Die Gärten hinter den Häusern schrumpfen und fallen zunehmend sogar ganz weg. Außerdem ist es viel bequemer, Brote, Wurst und ganze Gerichte fix und fertig zu kaufen.

Traditionelle Speisen lassen sich nicht problemlos kopieren und zum Massenprodukt verarbeiten. Was mit dem Handwerk begann (Bäcker, Metzger), muss nun standardisiert, länger haltbar und optisch ansprechend gemacht werden. Unbestritten ist ein meist einhergehender Verlust an Qualität der standardisierten Speisen. Es geht eben nicht alles: frisch, gesund, lecker, haltbar, farbenfroh, fertig gegart und vor allem billig (Verzeihung – günstig).

Fortan heißt es: entweder – oder.

Gesundheitliche Bedenken werden mit jedem neuen Verarbeitungsschritt laut. Der Ehrlichkeit halber muss man gestehen, dass Ausnahmen auch hier die Regel sind. Es gibt durchaus Produkte, die in industriellen Verfahren schonender behandelt werden. Eiscreme, Wurstwaren, Nudelprodukte oder auch Säfte können solche Lebensmittel sein, sofern die Qualität der Zutaten stimmt und die Verarbeitung gewissenhaft und schonend erfolgt.

Vom Haus- zum Geheimrezept

Die Industrie lässt sich nicht so leicht in den Topf schauen. Hinter verschlossenen Türen wird gerührt, was später in bunten Verpackungen steckt.

Ein anderer, noch geheimnisvollerer Zweig der Lebensmittelbranche gerät ins Fahrwasser des Aufschwungs: Technische Innovationen aus den Zauberkästen von Biochemikern bewiesen großen Erfolg. Margarine oder künstliche Babynahrung seien an dieser Stelle erwähnt. Es zeigte sich schnell, dass sich viel Geld mit diesen neuen Produkten verdienen lässt. Immer schneller und aggressiver reagiert die Lebensmittelindustrie auf die zunehmende Unlust am heimischen Herd. Mit wachsendem Angebot an verlockenden Convenience-Produkten legt manche «Hausfrau» den Löffel gerne beiseite und das Schmiermesser noch dazu. Belegte Brote finden reißenden Absatz, besonders wenn sie viel versprechende Namen haben wie Sandwich, Bagel oder Baguette. Letztendlich ist auch eine Pizza nichts anderes als ein plattgewalztes warmes Brötchen mit Belag.

Nicht mehr zu kochen, sondern bekocht zu werden ist in mehrfacher Weise verlockend. Müßiggang demonstriert vor allem Wohlstand und frönt damit der Eitelkeit. Werbestrategen schlachten die Quelle dieses Narzissmus' aus. Sie belegen die Produkte mit Image. Fortan nährt die «Marke» auch das Selbstgefühl. Der Esser kann sich über den Konsum mit einer Gemeinschaft identifizieren.

Mit Humor betrachtet, könnte man eine Gesellschaft nach dem Besuch von Imbissbuden einteilen – die einen bleiben bei Burgern, Wurst und Fritten, die anderen essen Suppen, Sushi und Vitalbrötchen.

Unregelmäßige Mahlzeiten bringen den Rhythmus durcheinander. Abgesehen davon, dass die meisten Menschen sowieso nie richtig Hunger haben, setzt die Werbebranche ihren Dolch jetzt an und bedient dafür den wachsenden Appetit.

Der kleine Hunger

«Der kleine Hunger» – von Werbestrategen erfunden und mittels einer Comicfigur personifiziert – zeigt das Spektrum der Widersprüche: Müsste hinsichtlich der Werbeaussage genau genommen von *Appetit* die Rede sein, so wird eine so lebenswichtige Empfindung wie der Hunger verniedlicht. Da Hunger aber von allen Menschen im Unterbewusstsein sehr ernst genommen wird, führt diese Werbung ad absurdum und zwingt förmlich zur Kaufentscheidung: Wir reagieren bewusst auf unseren Hunger – auch wenn er ein ganz, ganz kleiner ist. So hält uns die Industrie bei Laune und ständig am Futternapf.

Die Frauen haben den Löffel abgegeben, mit dem sie über Generationen ihre Familien gesund ernährt haben. Und die Männer wollen sich nicht hinter den Herd stellen. Jetzt rühren egoistische Alchemisten im Topf und verwandeln sogar Wasser zu Gold. Denn tatsächlich ist jeder Mensch eine Goldgrube.

Die Lust auf Essen kann aber nicht vergehen, denn Ernährung ist ein GRUNDBEDÜRFNIS!

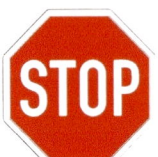

Überprüfen Sie Ihr eigenes Essverhalten.
Bekommen Sie nicht auch «Hunger» – vielmehr «Lust» –, wenn «leckere» Werbung über den Bildschirm flimmert?

Wer rührt in der Verantwortung?

Wie verantwortungsvoll meint es die Lebensmittelindustrie mit uns?

Während immer mehr Menschen über einsamen Tellern grübeln, wird der Kochtopf tatsächlich vergessen.

Mütter haben versäumt, ihren Kindern das Kochen beizubringen. Die Fertigsuppe, die jetzt auf vielen Tischen steht, hat sich jeder selbst eingebrockt, und jeder muss sie folglich auch auslöffeln. Eine Weisheit, die nicht neu ist, wird schon im Schlaraffenland beschrieben:

> Wer also lebt wie obgenannt,
> Der ist gut fürs Schlaraffenland,
> Das von den Alten ist erdichtet,
> Zur Straf' der Jugend zugerichtet,
> Die meistens faul ist und gefräßig,
> Ungeschickt, heillos und nachlässig,
> Dass man sie weis' zu den Schlaraffen,
> Damit ihre liederlich' Art zu strafen,
> Auf dass sie haben auf Arbeit Acht,
> Weil faule Art nie Gut's gebracht.[52]

Ohne Einsicht und Lernbereitschaft bekommen weder Frauen noch Männer den Löffel zurück. Gebratene Hühner, Gäns' und Tauben fliegen einem eben nicht *umsonst* «ins Maul». Der Preis, den wir für die Faulheit zahlen, ist in Geld vermutlich gar nicht aufzurechnen.

---

52 *Hans Sachs' ausgewählte poetische Werke: Das Schlaraffenland.*
   Hans Sachs (1494 – 1576) schrieb das berühmte Gedicht 1530. Sebastian Brant ließ schon 1494 in seinem «Narrenschiff» die Törichten und Lasterhaften auf dem «Schluraffenschiff» die Reise nach Narragonien antreten.

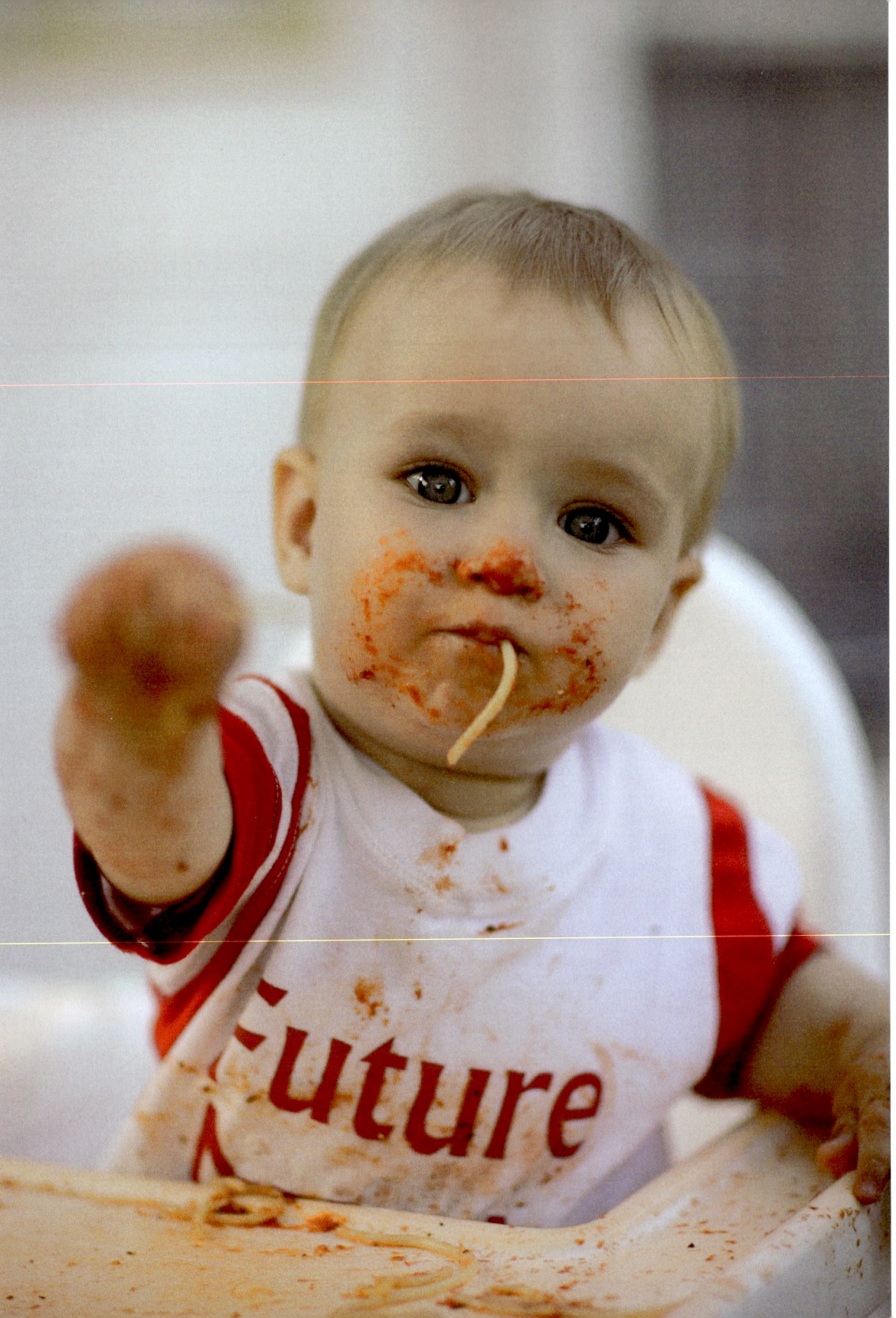

Ein enormes Geschäft

Ernährung ist ein «soziales Totalphänomen». Mehr als 80 Millionen Menschen in Deutschland müssen mehrmals täglich essen! Bei täglich drei Mahlzeiten und einer angenommenen Lebenserwartung von 75 Jahren verzehrt jeder Mensch im Lauf des Lebens 82.126 Gerichte. Übertragen auf die Bevölkerung der Bundesrepublik Deutschland ergeben sich 6.570.080.000.000 Mahlzeiten pro Generation!

Gibt dieser Mensch dreimal täglich nur fünf Euro pro Mahlzeit aus, ergeben sich für Lebensmittel pro Bundesbürger rund 410.630 Euro. Ein enormes Geschäft! Über seinen Marktwert ist sich ein normaler Konsument leider nur allzu selten bewusst.

Die Industrie ist sich leider sehr bewusst, dass sie mit billigen Produkten den höchsten Reibach machen kann – um jeden Preis.

Wer das Steuer für Ernährung nicht wieder in die Hand nehmen will, wird kalt abgespeist, auch wenn er sich am schlechten Fett die Finger verbrennt.

Unmerklich hat die Kochkunst die Heimstätte der Menschen verlassen. Die soziale Gemeinschaft versammelt sich nicht mehr regelmäßig am Feuer. Vielmehr jagt jeder seiner täglichen Mahlzeit hinterher. Und nur selten finden wir uns an gemütlichen Tischen wieder, wo wir mit anderen gemeinsam speisen. Dabei sehnen sich die meisten Menschen durchaus nach einem geselligen Tisch.

Ist dieses Jagen nach dem Bissen nicht das gleiche Verhalten wie vor etwa 6 Millionen Jahren, als die Jäger und Sammler das Feuer noch nicht selbst entfachen konnten? Auch sie liefen, getrieben vom Hunger, umher und stopften sich einsam in den Mund, was ihnen zwischen die Finger kam …
Achten Sie mal einen Monat darauf: Wie oft essen Sie im Gehen?

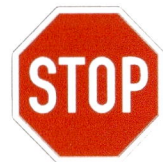

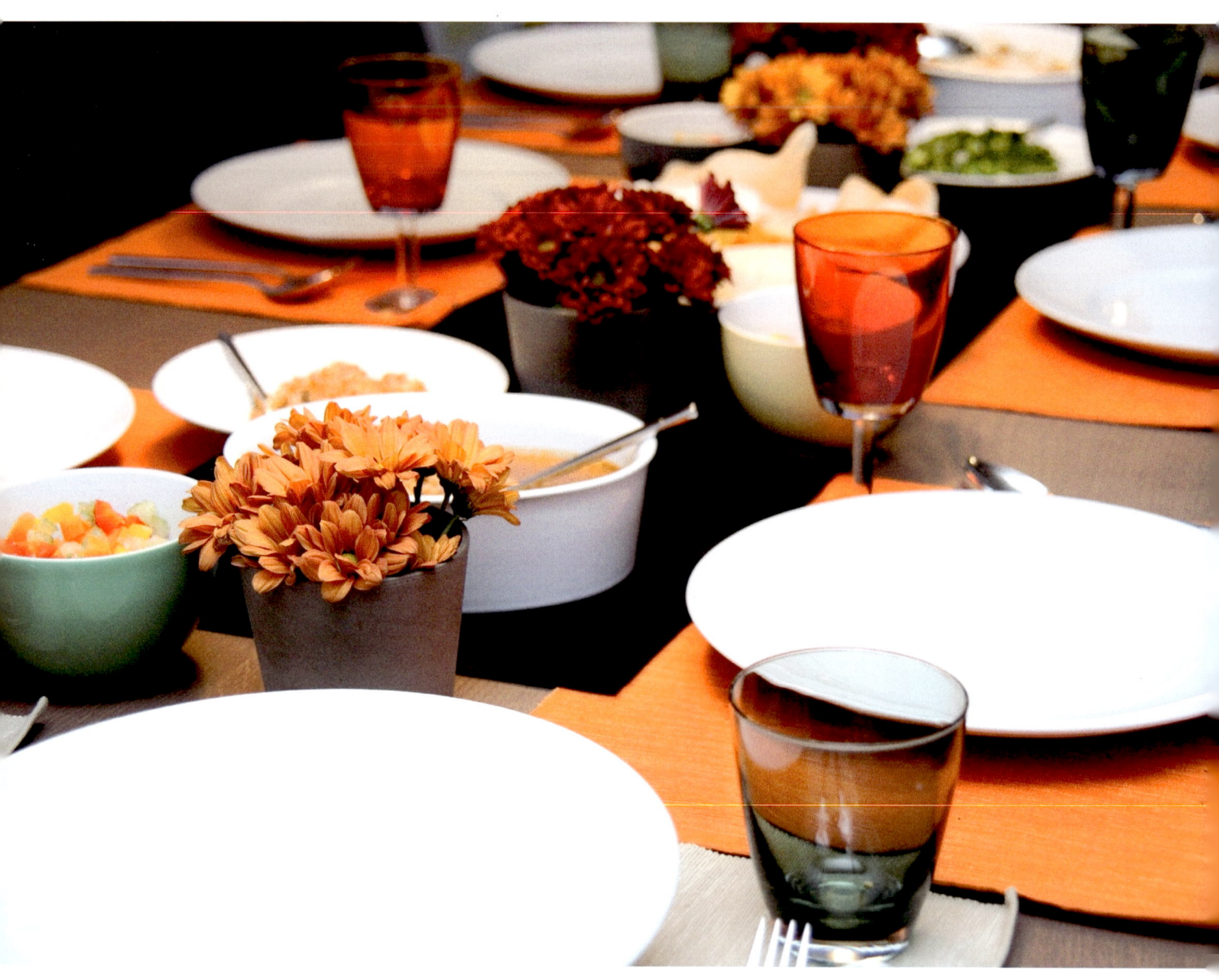

Esskultur/Tischsitten

Speisen und Tischsitten stehen in wechselseitigem Zusammenhang. Der Koch zeigt, was auf den Tisch kommt. Und der Tisch zeigt den Entwicklungsstand einer Gesellschaft. Beides zusammen kennzeichnet auch das Lebensgefühl. Es ist eben ein Unterschied, ob man an einer kurfürstlichen Tafel oder am Feuer einer mittelalterlichen Bauernfamilie die Speisen kredenzt. Auf das Was und das Wie kommt es an, dabei muss es noch nicht einmal feudal zugehen, um stilvoll zu munden.

Schauen wir noch mal in den Rückspiegel. Auf unserer Fahrt durch die Ernährungsgeschichte stoppen wir an beliebten Rastplätzen. Wir werden einige Tafelrunden ansteuern und einen Zeitsprung wagen – frei nach dem Motto: Blick zurück nach vorn!

Was Hänschen nicht lernt …

Tischsitten sind nicht angeboren. Der Mensch hat jeden Handgriff an Tisch und Tafel über Generationen in vielen Schritten erlernt.

123

Wenn Babys an feste Nahrung herangeführt werden, erlebt man manchmal noch den angeborenen «barbarischen» Zug im Menschen. Mundet die Speise auf Babys Löffelchen gut, wird gierig geschlungen. Das Kind greift selbst mit der Hand in den Teller und macht aus seinem Genuss auch akustisch keinen Hehl.

Das Bäuerchen beim Bübchen mag wichtig und noch niedlich sein. Doch tun Eltern gut daran, ab einem gewissen Alter ihre Meinung über diesen Urlaut zu verkünden. Sanft, aber deutlich werden erste Tischmanieren vermittelt.

Noch deutlicher werden die Eltern vermutlich, wenn es dem Nachwuchs nicht mundet und der (sagen wir klischeegetreu) Spinat im wahrsten Sinne des Wortes über den Tisch fliegt. Was zunächst als Frage des Temperaments gilt, wird später eine Frage der Lenkung in die allgemeinen gesellschaftlichen Sitten bei Tisch.

Was sich gehört

In China hat man bereits 1.500 v. Chr. recht umfangreiche Tischsitten gepflegt. In der Ming-Dynastie wurde bereits mit Stäbchen gegessen, deren Handhabung festen Regeln unterliegt und die für Anfänger zunächst nicht einfach zu erlernen ist.

Doch obwohl ein sehr großer Teil der Menschheit noch immer mit Stäbchen speist – etwa zwei Milliarden Menschen tun es –, hat dieses Tischwerkzeug den asiatischen Kulturkreis eigentlich nie verlassen.

Antike Lebensfreuden …

Im heutigen Europa wird währenddessen noch lange mit den Händen in einen Topf gegriffen und von Knochen genagt.

Im ägäischen Raum bildet sich in der Mitte des ersten Jahrtausends, mit der Blüte der Kultur, auch eine Esskultur heraus, die für benachbarten Regionen als Vorbild dienen wird. Einen Großteil unserer heutigen Kenntnisse über diese Epoche verraten uns Aufschriften und Darstellungen auf Tischgefäßen und an Wandbildern. Über die Tischsitten ist vergleichsweise wenig bekannt. Dennoch lassen sich aus verschiedenen Erkenntnissen Schlüsse ziehen:

Überschattet wird die Zeit von einem anhaltenden Eiweißmangel. Fleisch ist begehrt, doch schwer zu bekommen. Mangel senkt Hemmschwellen. Selbst Hundefleisch kommt auf den Tisch, und das wird sogar von berühmten Philosophen wie Aristoteles mit Wohlwollen betrachtet, wenn auch nicht ohne einen Hauch von Skepsis (denn der Hund ist und bleibt «Freund und Begleiter des Menschen»). Aristoteles empfahl «das gegrillte Fleisch ausgewachsener Hunde für bestimmte Diäten, dasjenige von Hundewelpen wiederum bei anderen Diäten».[53]

Fleischkonsum ist stets mit *anderen* Tischmanieren verbunden als der Verzehr von pflanzlichen Speisen. Bis heute wird Fleisch in vielen Kulturen in die Hand genommen, um beispielsweise Knochen abzunagen.

Trotz der oft wenig üppigen Tafeln gehörte die Geselligkeit zur antiken Lebensart, wie uns die überlieferten Darstellungen verraten. Dabei ging es an den griechischen Tafeln keineswegs immer so hoch her, wie landläufig gerne vermutet wird. Es trifft nicht zu, dass überall der Wein aus Kübeln floss. Im antiken Griechenland war nicht Wein das Hauptgetränk, sondern Wasser.

Die häufige Lebensmittelknappheit führte zu großem Respekt vor der Nahrung. Diese Achtung vor Speisen, kombiniert mit der gepflegten Geselligkeit, brachte eine völlig neue Tischkultur hervor. Möglicherweise haben die Griechen diese bis dahin nicht gekannte Inszenierung des Essens entwickelt, um so auch bescheidenere gemeinsame Mahlzeiten zu würdigen und zu feiern.[54]

---

53 Gunther Hirschfelder, *Europäische Esskultur. Die Fischsoße beim Gelage der Philosophen. Esskultur in der griechischen Antike*, Frankfurt a. M. 2007, S. 66.

54 Vgl. Strong, «Greek and Roman Gold and Silver Plate», 1966, in: Hirschfelder, a.a.O., S. 75.

Für eben diese Lebensart werden die Griechen noch heute bewundert. Selbst bescheidene griechische Tavernen erfreuen sich nicht zuletzt wegen der lebensfrohen Gastfreundlichkeit einer außerordentlichen Beliebtheit. Die griechische Esskultur beweist, dass nicht *Reichtum* Grund für gehobene Tischsitten ist, sondern die Würdigung der Speisen überall zelebriert werden kann. Ein stilvolles Ambiente kann sehr wohl bescheiden sein.

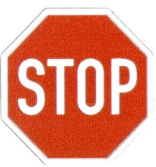

Kreieren Sie eine einfache Brotmahlzeit mit Käse, aufgeschnittenem rohen Gemüse, Butter und Obst. Decken Sie den Tisch mit frischen Bauernblumen, einer Kerze, Besteck, Servietten und hübschen Gläsern.

Mundet diese Brotmahlzeit anders als ein Käsebrot im Stehen?

Im alten Rom …

Die Griechen waren der Maßstab der Dinge für die aufblühende römische Kultur. Parallel zum Aufbau der schnell wachsenden Gesellschaft wuchs eine ebenso vielschichtige Esskultur. Auch die meisten Römer lebten nicht so üppig, wie es ihnen heutzutage verallgemeinernd angedichtet wird. Das Gros der Bevölkerung ernährte sich von Getreideprodukten, Gemüse, Oliven, Käse und Salzfisch. Häufig wurden Speisen mit der viel zitierten fermentierten Fischsoße serviert, eine der wichtigsten Eiweißquellen der Antike.

Zunächst war es (wie bei den Griechen) weniger das *Was* als vielmehr das *Wie*, das die Esskultur ausmachte.

Ursprünglich aßen die Römer im Sitzen. Ab 149 v. Chr. bürgerte sich eine weit verbreitete griechische Sitte ein, nämlich bei Tisch zu liegen. Gelegen wurde nicht im Bett, das für die Nachtruhe bereitstand. Das Speisesofa war ein spezielles, zweckgebundenes Möbelstück: *lectus triclinaris*.

Mehrere Speisesofas standen wohlgeordnet in speziellen Speisesälen. Als Bezeichnung für diese Speiseräume wurde der griechische Begriff *triclinium* beibehalten. Vornehme Häuser verfügten über mehrere Speisesäle, die jeweils sehr individuell gestaltet waren. Also – schon damals war auch das Ambiente von Bedeutung.

Die Körperhaltung ist bei der Nahrungsaufnahme von herausragender Bedeutung. Entsprechende Tischregeln haben durchaus einen wohlmeinenden Hintergrund mit Blick auf die Bekömmlichkeit der Speisen.

Es ist ein großer Unterschied,
– ob die Nahrung hektisch im Gehen verzehrt wird, wie häufig bei den Jägern und Sammlern,
– ob man die Nahrung im Stehen isst,
– ob man sich aufrecht und ruhig auf einen Platz setzt und speist,
– oder ob man im Liegen Häppchen zu sich führt.

Rang und Rangordnung fanden Ausdruck in der Inszenierung von Mahlzeiten. Die Gestaltung des Speisesaals war eine Sache, die Platzverteilung eine andere. Während nur ein kleiner, ausgewählter Teil der männlichen Gäste auf den wenigen bequemen Sofas zu liegen kam, saßen Frauen und nicht so hohe Gäste auf Stühlen. Sklaven mussten im Stehen essen.

Man legte Hand an und genoss mit allen Sinnen

Gegessen wurden mundgerechte Häppchen mit der *sauberen* – der rechten Hand. Die linke galt als unrein, da mit ihr die Toilette erledigt wurde; entsprechendes Papier gab es nicht.[55]

Der liegende Römer stützte sich auf dem linken Arm, genauer gesagt auf den Ellenbogen. Diese Haltung schränkte den Handlungsspielraum stark ein. Der Römer musste sich folglich einarmig bedienen, was mit dazu beigetragen haben mag, dass kaum Besteck benutzt wurde.

Ausschlaggebender für die körperintensive Nahrungsaufnahme war die Lebensphilosophie. Mit allen Sinnen sollten die Mahlzeiten genossen werden. Die bequeme Haltung, die Rauminszenierung, die Darbietung der Speisen, das lustvolle und hörbare Genießen durch Schlürfen und Schmatzen gehörten zum Gesamterlebnis. Finger und Lippen sind feinfühlige Körperteile. Mit ihnen macht der Mensch als Baby seine ersten Lust-Erfahrungen. Die Römer verstanden es, deutlich erotische Komponenten mit der Nahrungsaufnahme zu kombinieren.

Besteck aller Art hält Abstand. Hand und Finger berührten nicht mehr den Mund, die Lippen oder die Zunge.

Auf einen Löffel konnte man dennoch nicht verzichten, denn weder Suppe noch Getreidebrei lassen sich mit den Händen schöpfen.

---

55 In arabischen Ländern gilt es bis heute als eine Unsitte, mit der linken Hand die Speisen zu berühren, geschweige denn, sie damit zum Mund zu führen.

Nehmen Sie eine Haltung wie beim römischen Mahl ein.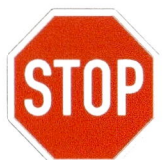
Wie verändert sich Ihr Essverhalten?

Mit wachsender Macht füllten sich die Teller

Ursprünglich hatten die Römer eine recht karge Küche auf Getreidebasis. Sogenannter *Puls* oder *pulmentum* wurde entweder als Brei gekocht oder als Fladen gebacken.[56]

Der reiche Römer gab sich mit dieser Kost nicht mehr zufrieden. Im spätdekadenten Römischen Reich bogen sich üppige Tafeln mit wachsendem Reichtum unter immer mehr und schließlich immer exotischeren Speisen.

Das Kochbuch *De re coquinaria*[57] des Marcus Gavius Apicius ist eine der ältesten überlieferten Rezeptsammlungen der Welt und gibt einen Einblick in die Vielfalt der Küche und der Kochkünste. Im Übrigen können wir viele Rezepte gut und gerne auch in unsere Zeit übertragen.

---

56 Rezepte hierzu finden Sie ab S. 197.

57 Marcus Gavius Apicius, *De re coquinaria. Über die Kochkunst.* Hrsg., übersetzt und kommentiert von Robert Maier, Ditzingen 1991.

Wenn Sattheit hungrig macht

Reiche Römer stehen noch heute als warnendes Beispiel für ausufernde Genusssucht. Ihr Lebensstil offenbart die Erkenntnis, dass ein zu satter Mensch seiner gewohnten Speisen überdrüssig werden kann. So vermochte auch der reiche, satte Römer seinen *Hunger auf Besonderheiten* kaum noch zu stillen.

Ob es sich bei den nachfolgenden Schilderungen um Legenden, Anekdoten oder tatsächlich praktizierte Extravaganzen handelt, sei dahingestellt.

Einige Gastgeber rühmten sich, dass ihre Muränen mit frischem Sklavenfleisch gefüttert waren. In diesem Zusammenhang sei die Metapher *ad marenas* in Erinnerung gerufen, hier werden zum Tode verurteilte Verbrecher *zu den Muränen geschickt*.[58]

Reisende aus Gallien und Griechenland berichten in überlieferten Schriften von lebendig verzehrten Schnecken und von frisch geborenen Haselmäusen, die lebend serviert wurden. Die Gäste packten sie am Schwänzchen, tunkten sie in eine Honigsauce und schlangen sie hinunter.[59]

Keine guten Manieren bei Tisch? Diese Speisen sollten angeblich der Gesundheit dienen – oder waren sie nur besonders skurril? Auf jeden Fall wurden Speisen gewählt, die neben der Sättigung auch besondere Stimuli besitzen sollten: Bekömmlichkeit fördern, erotisierend wirken, die Gesundheit fördern, das Leben verlängern.

Die römische Lebensart hatte ihre eigene – sehr anspruchsvolle – Ästhetik. Die aufstrebende Zivilisation verlangte eine sorgfältige Eigeninszenierung:

– Eine strenge Kleiderordnung und die Badekultur gingen mit der Esskultur einher.
– Bei Tisch wurde eine gründliche Körperhygiene verlangt.

---

58 Hans Peter von Peschke, Werner Feldmann, *Kochbuch der alten Römer*, Mannheim 2003, S. 17.
59 Peschke, a.a.O., S. 17. Vermutlich waren es keine Mäuse, sondern noch heute begehrte Siebenschläfer, in deren Familie auch die Haselmaus gehört. Diesen Hinweis gab der Biologe Sven Büchner aus Görlitz.

– Die rechte Hand wurde filigran in Szene gesetzt. Die Spielarten der Kokettierung oblagen dem Besitzer.
– Nach jedem Speisegang wurden die Hände gewaschen. Triefende Finger waren verpönt.

Viele in der Antike gebildeten Tugenden sind bis heute erhalten oder werden von moralischen Instanzen wieder gefordert. So gilt es gemeinhin als unerzogen, wenn man mit schmutziger Kleidung und ungewaschenen Händen an den Tisch kommt. In gehobenen Restaurants gibt es sogar eine strenge Kleiderordnung, die Freizeitkleidung ausschließt.

Und noch etwas bildet sich bei den Römern aus, was von Norbert Elias viel später als geschichtlicher Zivilisationsprozess[60] beschrieben wird. Der Römer erlebte eine Mahlzeit mit doppelter Aufmerksamkeit:

– Er achtete auf das Essen.
– Er beobachtete die anderen.

Es gibt demnach die sogenannte «zweite Befriedigung», nämlich neben dem Genuss der Speisen einen ästhetischen Reiz, der nur über die Peinlichkeit erzielt werden kann. Das Wohlverhalten – gemeint ist die Esskultur mit den dazugehörigen Tischsitten – regelt das Verhalten in richtig und falsch. Gutes Verhalten schmeichelt dem Beobachter und den eigenen Eitelkeiten. Schlechtes Verhalten ist peinlich und wird als solches auch von der Gemeinschaft empfunden. Im schlimmsten Fall wird eine grobe Peinlichkeit mit dem Ausschluss aus der Essgemeinschaft bestraft.

---

60 Norbert Elias, *Über den Prozess der Zivilisation. Band 1: Wandlungen des Verhaltens in den weltlichen Oberschichten des Abendlandes*, Frankfurt a. M., 1976.

Bei den alten Römern oder im finsteren Mittelalter?

Ein ausschweifender Lebenswandel hat seinen Reiz. Sobald eine Gesellschaft zu Reichtum gelangt, kommt auf den Tisch auch eine Portion Dekadenz. Mit extravaganten Speisen machen Köche bis heute von sich reden und sogar Furore. Es reicht vielen Menschen nicht, einfach «nur» zu essen, auch nicht mehr, einfach «nur» essen zu gehen.

Der erfolgreiche Anbieter von Speisen und Nahrungsmitteln setzt auf *Erlebnisgastronomie* oder *Kochevents*.

Dabei ist der moderne Mitteleuropäer gar nicht so weit von den Veranstaltungen in den römischen *triclinien* entfernt, denn die Römer wollten schließlich auch genussvolle Abende und hätten sich nicht mit simplen Speisendarbietungen zufrieden gegeben. Dabei dürfen gestern wie heute gerne exotische bis extreme Kreationen die Geschmacksknospen reizen.

Der «gute Geschmack» kann heutzutage durchaus sogar negativ besetzt sein, also von Abneigung bis hin zum Ekel geprägt sein.

So macht ein Restaurant in Taiwan von sich reden, das seinen Gästen auf und aus Toilettenschüsseln das Essen serviert. Die Speisen sind optisch eindeutig dem Geschirr nachempfunden. Der zweifelhafte Augenschmaus ist überaus lukrativ, was offensichtlich nicht nur am guten Geschmack liegt. Inzwischen gibt es etliche Filialen, auch über Taiwan hinaus.

Blicken wir in den Rückspiegel – zurück ins alte Rom. Ein solches Restaurant wäre in der römischen Kultur undenkbar gewesen, weil geschmacklos. Wenngleich die Römer auch nicht ohne «Toilettenschüssel» beim Essen auskamen – aber aus anderen Gründen. Denn es wurde gegessen, bis nichts mehr in den Magen passte.

Zeugnisse berichten von regelrechten Fressorgien in vornehmen Kreisen. Sättigung sollte dabei kein Grund sein, um auf weitere Gaumenfreunden zu verzichten. War man satt, wurde das Gegessene einfach mithilfe einer Pfauenfeder wieder herausgewürgt, um den geleerten Magen gleich weiter mit neuen Speisen füllen zu können.

Wenn der moderne Europäer jetzt die Nase rümpft, sollte er diese vielleicht einmal in sein Fernsehprogramm stecken, um exzessiven Fressorgien noch extremerer Art zu begegnen: Im Privatfernsehen werden nicht selten Jugendliche gezeigt, die so große Mengen Eier, Schokopudding oder andere Speisen in sich hineinstopfen, bis ihnen schlecht wird.

Während es bei den Römern vordergründig immerhin noch um Genuss ging, geht es hier um …?

… Einschaltquoten! Entsprechende Sendungen sind enorm gut frequentiert.

In diesem Zusammenhang sei am Rande auch das «Komasaufen» erwähnt, bei dem sich junge Leute mit Alkohol bis an den Rand des Todes saufen. Verglichen mit diesem exzentrischen und bedrohlichen Umgang mit Lebens- und Genussmitteln waren die Römer noch wahre Unschuldsknaben.

Den Spruch «Hier geht's ja zu wie im alten Rom» hat jeder schon einmal gehört. Doch wenn wir der Meinung sind, dass es im Römischen Reich «hoch herging», dann sollten wir schnell wieder in unsere Fahrtrichtung blicken, denn inzwischen haben wir die Römer deutlich überholt.

Der Untergang dieses Weltreiches wird heute gerne mit dem Verfall der Sitten und uferloser Dekadenz in Zusammenhang gebracht. Die Ursachen in zügelloser Genusssucht zu suchen ist banal. Das Verhältnis zwischen Ursachen und Wirkungen ist meist komplizierter. Trotzdem bleibt die These spannend und fruchtbar – besonders dann, wenn wir sie auch auf unser Verhalten anwenden …

Gleich einer sich selbst verstärkenden Kraft streben Kulturen nach Wohlstand. Doch ist die Sättigung erreicht, wird der Antrieb schwächer, und schon beginnt die Talfahrt. Das Sprichwort «Voller Bauch studiert nicht gern» kommt nicht von ungefähr. Tatsächlich machen Naturwissenschaftler das Hormon «Ghrelin» verantwortlich, das bei leerem Magen vom Körper gebildet wird und (zumindest bei Nagern) das Denkvermögen anregt.

Hunger und die unermüdliche Suche nach Quellen der Nahrung haben den Menschen stets zu großen Zielen getrieben. Völlerei und Maßlosigkeit hingegen legten die Römer im wahren Sinne des Wortes aufs lectus triclinaris *flach*. Vielleicht ginge es ja mit einem gesunden Mittelmaß?

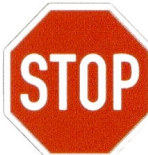

Vergleichen Sie Theorie und Praxis:

Theorie
Folgende römische Sitten stoßen auch heute auf allgemeine Zustimmung:
Man liegt nicht beim Essen.
Die Ellenbogen werden nicht aufgestützt
Man isst mit Besteck, das man am äußeren Ende anfasst, und nicht mit den Fingern.

Praxis
Isst man vor dem Fernseher im Liegen?
Wie sind die Tischsitten in Imbissbuden?
Warum hat ein amerikanisches Burgerrestaurant in Pionierarbeit das Besteck abgeschafft?

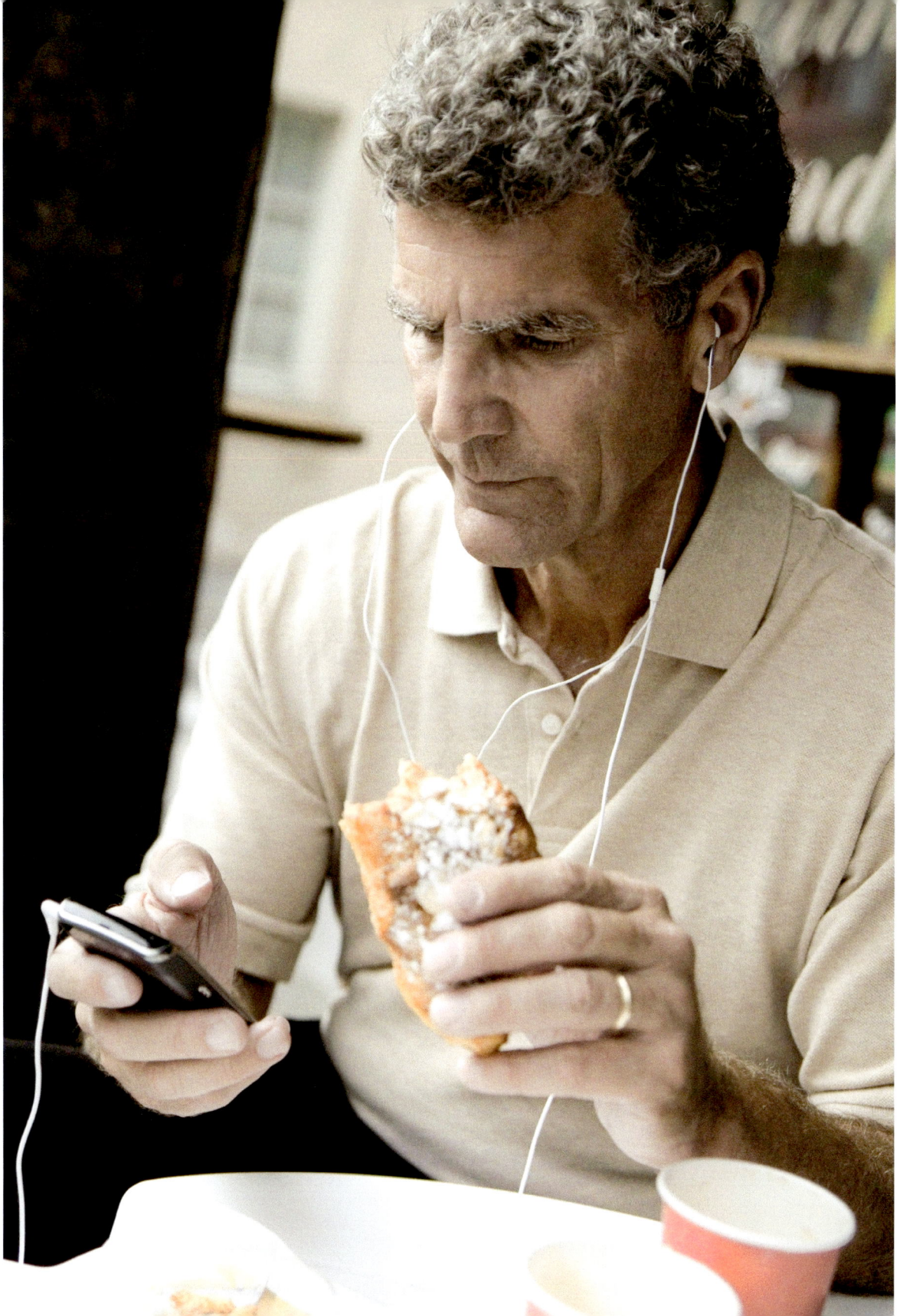

Mit Messern und Gabeln essen

Der römische Senator Lucius Licinius Lucullus (117 – 56 v. Chr.) hat vermutlich nicht geahnt, dass er bis heute in aller Munde ist. Lucullus importierte die Kirschen, er legte großartige Gärten an und liebte die kulinarischen Genüsse so sehr, dass fast 900 Jahre später selbst Karl der Große (768 – 814) von dessen üppigen Gastmählern schwärmte.

Auch Karl der Große lud edle Zeitgenossen zu Tisch. Im Abendland, zur Zeit von *Carolus Magnus,* waren die Tischsitten an den Höfen aber alles andere als fein.

Teller, Gabel und selbst Löffel waren weitgehend unbekannt oder wurden zumindest kaum genutzt. Vor allem fehlte in Mitteleuropa der feine Stil der römischen Patrizier.

Als Esswerkzeug im Frühmittelalter diente vor allem das *eigene* Messer, das jeder Mann sowieso dabei hatte. Folglich handelte es sich nicht um ein feines Besteckmesser, vielmehr um einen ziemlich gebrauchstauglichen Handwerksgegenstand, der im Bedarfsfall auch als Waffe zum Einsatz kam.

Auf massiven Holztischen lagen die Speisen in speziellen Vertiefungen. Mit dem Messer oder mit den Händen nahm man das gewünschte Stück – gerne Fleisch –, um es dann lautstark zu verspeisen. Knochen und sonstige Reste warf man einfach hinter oder unter sich. Hunde und anderes Getier entsorgten die Abfälle – mehr schlecht als recht.

Die Männerrunden waren derb. Während die griechisch-römische Kultur eine stark getreide- und gemüseorientierte Küche kannte, war die keltisch-germanische Kultur in betuchten Kreisen durch den Fleischkonsum geprägt. Im 8. Jahrhundert war das Jagdrecht grundsätzlich geregelt und wurde ein Privileg des Adels. Rotwild, Wildschwein und Rehwild durften nur vom Hochadel erlegt werden, der sich hierbei profilieren konnte. Männlichkeit manifestierte sich in der Jagd. Die Beute kam später auf den Tisch.

Auch bei Tisch galt es, den Tischgenossen etwas zu beweisen. Hier stellten ein guter Appetit und Trinkfestigkeit die gesunde Vitalität unter Beweis.

Obwohl Karl der Große selbst sehr diszipliniert mit dem Alkohol umgegangen sein soll, gelang es ihm nicht, die ausufernden Trinkgewohnheiten seiner Zeitgenossen zu mäßigen:

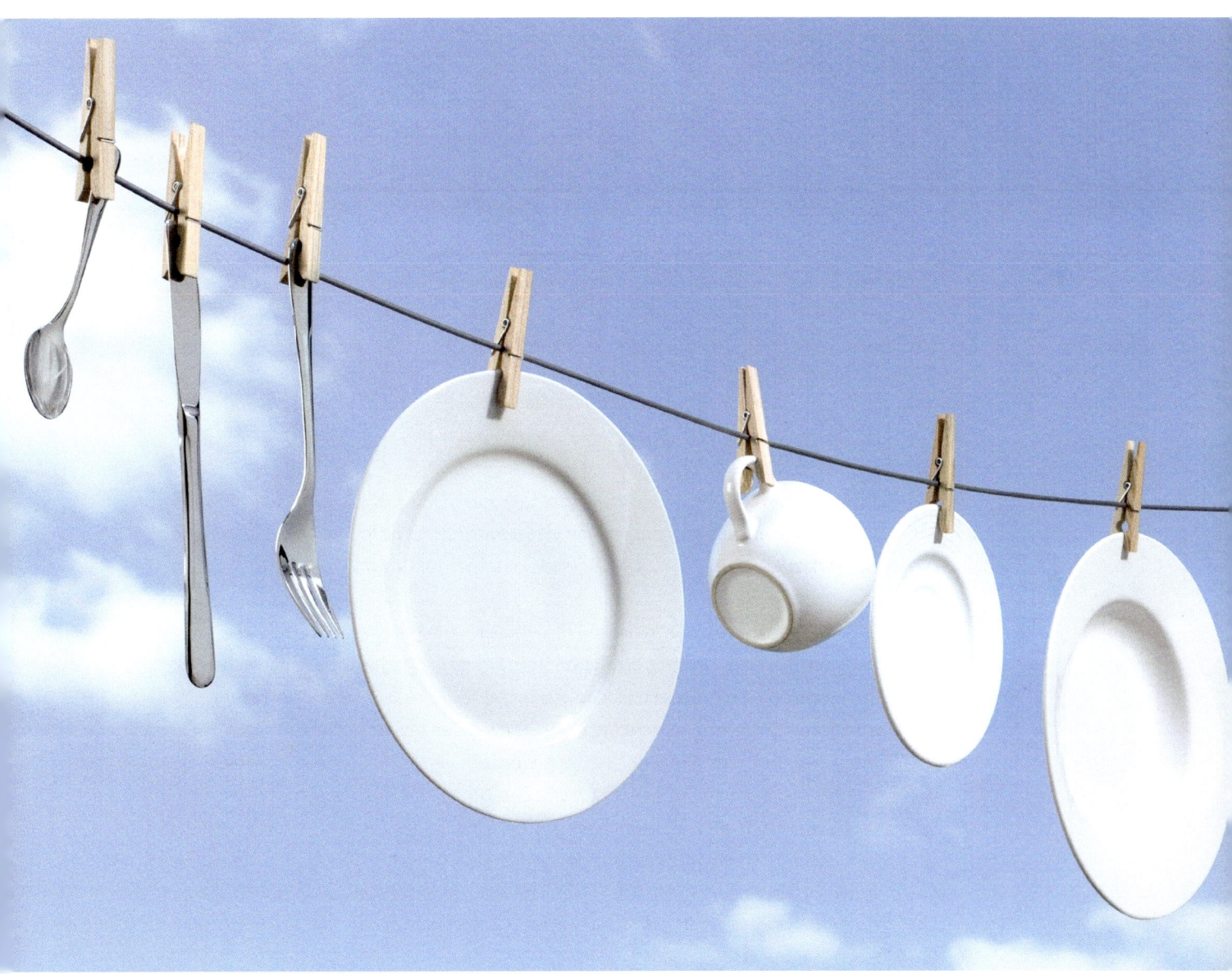

In Deutschland nahm ein großer Teil der Bevölkerung, inklusive der Kinder, bis weit in die Neuzeit hinein schon morgens eine Biersuppe zu sich. Außerhalb von Mahlzeiten nahm das Trinken der Männer im Allgemeinen den Charakter eines Gelages an. Die Trinksitten verlangten, dass ein angebotenes Getränk nicht abgelehnt werden durfte, das wäre als Beleidigung aufgefasst worden. Solange die Mittrinker noch tranken, durfte keiner aufhören, denn das galt als Zeichen von Schwäche und Unmännlichkeit. So wurde oft bis zur Bewusstlosigkeit gezecht, wie Chronisten berichten. Die Trinksitten schrieben das Kampftrinken vor, eine Form des Duells ohne Waffen. Wer sich diesen Regeln entziehen wollte, wurde zum Außenseiter und sozial ausgegrenzt oder er wurde sogar zum Feind erklärt.[61]

Die Tischsitten ließen, in vielerlei Hinsicht und im Vergleich zu den Römern, zu wünschen übrig.

Karl dem Großen wurde das Treiben an der Tafel offensichtlich zu bunt. Weil er seine Edelherren zur Raison rief, wird er heute gerne als der «Begründer von Tischmanieren» genannt.

Im Byzantinischen Reich wurde zur gleichen Zeit die Gabel bei Tisch eingeführt.

Mit gehobenen Tischmanieren im Abendland ging es langsam voran. Letztendlich hat die Ausbreitung des Christentums die Essgewohnheiten maßgeblich verändert. Brot, Wein und Öl sind für Christen mit starken symbolischen Bedeutungen behaftet. Mit der Ausbreitung des Glaubens lösten – zumindest partiell – gebackenes Brot die keltischen Breie, Wein das germanische Bier und Öle die fette Butter und Speck ab.

Da Völlerei als christliche Todsünde gilt, veränderte sich langsam auch die Tischkultur im Abendland.

Frauen speisten im Mittelalter zunächst in Frauengemächern. Ab dem 11. Jahrhundert durften sie an Rittertafeln dabei sein, wo sie für eine Mäßigung des schlechten Benehmens sorgten.

---

61 Eine ausführliche Schilderung zum Umgang mit Alkohol findet man unter: http://www.magellanworld.net/deutschland_essen_trinken_esskultur_trinksitten.htm

In Adelskreisen wurde bei Tisch jetzt auch manchmal die Gabel benutzt. Doch schon bald legte die Kirche gegen dieses «Werkzeug des Teufels» ein Veto ein. «Gottgegebene Nahrung darf nur mit den von Gott geschaffenen Fingern berührt werden», lautete die klerikale Begründung.

Sogenannte «Manierbücher» sind seit dem 13. Jahrhundert bekannt.

Zunächst galt es, die hygienischen Zustände zu ordnen und für einen reibungslosen Ablauf bei Tisch zu sorgen. Denn die von den Römern geforderte Körperpflege war zu diesen Zeiten in Europa noch gar nicht wirklich angekommen.

Grundsätzlich kam es vor, dass gespuckt, geschneuzt und selbstverständlich gefurzt wurde. Man griff zwar nicht mehr mit der ganzen Hand in die Schüsseln, doch immerhin noch mit den Fingern. Und in diese Schüssel, aus der alle Tischgäste ihre Speisen griffen, flog manches Stück auch zurück, wenn es nicht schmeckte.

Man redete laut und nach entsprechendem Alkoholgenuss auch lallend. Im «Futterneid» wurde auch mancher gerne handgreiflich. – Wohlgemerkt, es handelt sich um die üppigen Gaumenfreuden der feinen Gesellschaft.

Die weniger Betuchten hatten weniger Grund und Mittel zu ausufernden Tafelrunden. Missernten durch extreme Wetterlagen, Kriege und die Folgen der Pestepidemie führten immer wieder zu Hungersnöten. Es soll aber nicht verschwiegen werden, dass die großen Bankette des Adels häufig öffentlich zugängig waren. In der Regel wurden übrig gebliebene Speisen an Bedienstete und Notleidende verteilt.

In der Art und Weise, wie die Speisen gegessen wurden, unterschieden sich Arme und Reiche kaum voneinander. Hier bestimmte das Haben – in der archaischen Form des Inbesitznehmens – das Sein. So stellten sich zunächst auch noch die Tischsitten dar.

Bis Ende des 15. Jahrhunderts blieben die Sitten und Tischmanieren ziemlich ungezwungen, schlussfolgert der Soziologe Norbert Elias.[62] Es gibt im dunklen Abendland noch nicht viele Regeln, die ein «peinliches Verhalten» auslösen könnten.

---

62 Vgl. Norbert Elias, *Über den Prozess der Zivilisation*, Frankfurt a. M. 1976.

Peinlich, peinlich

Kaum 150 Jahre später haben große Veränderungen im gesamten Zusammensein bei Tisch stattgefunden. Jetzt werden Bestecke aller Art, Servietten und wie selbstverständlich auch eigene Teller benutzt. Neu ist, dass jeder mit einer Vielzahl von Gegenständen ausgerüstet ist, die es zu beherrschen gilt.

Auch der Gabel gelang jetzt der Durchbruch. Mehr noch, sie wird zum Symbol für Zivilisation und Anstand. Die feine Gesellschaft macht sich beim Essen nicht mehr die Finger schmutzig. In nur 150 Jahren ist es gelungen, dass es Menschen peinlich ist, wenn sie am Tisch rülpsen und sich die Nase schneuzen. Es gilt wie selbstverständlich als eklig, mit den Fingern in die Schüssel zu fassen; es ist sogar unerhört, mit dem eigenen Löffel in eine solche zu tauchen. Die Umgangsformen verlangen den geschickten Gebrauch von Besteck. Das eigene Messer ist am Tisch jetzt tabu, und auch mit dem Besteckmesser darf nicht in der Luft gefuchtelt werden.[63]

Norbert Elias versteht diese neuen Peinlichkeits- und Schamgefühle als anerzogenen «Abdruck der Gesellschaft im Inneren», die sich ganz allmählich entwickelt haben. Der Soziologe Georg Simmel nennt diese Entwicklung einer fortschreitenden Esskultur als erste *Überwindung des Naturalismus des Essens*. – Der Mensch ist Kulturmensch geworden.

Zugleich wird über die Fähigkeit im Umgang mit den immer vielfältiger werdenden Esswerkzeugen, die entsprechende Kleidung und die Umgangsformen – sprich über die Tischmanieren – die gesellschaftliche Rangordnung zelebriert. Jetzt ist es nicht nur wichtig, was man isst, sondern auch, wie man isst.

Die Folgen der Französischen Revolution (1789 – 1799) kamen auch auf den Tisch. Die Streuung von Bildung und Niveau über die gesamte Bevölkerung verlief im 18. Jahrhundert mit einer sich rasch wandelnden Einstellung zur Esskultur. Gepflegter

---

63 Vgl. Norbert Elias, a.a.O.

Umgang bei Tisch war in allen Familien – vom Arbeiter bis hin zum Adeligen – eine Frage der *guten Erziehung,* die sich durch alle gesellschaftlichen Schichten zog.

Das aufstrebende Bürgertum brachte wiederum eine erfrischende Lockerung in die recht steif werdenden Anstandsregeln. Die Frauenbewegung und eine noch nie vorher dagewesene Jugendbewegung wurden in der Epoche der Aufklärung geboren und standen für den Aufbruch in eine neue Gesellschaft.

Nichtsdestotrotz blieben Tischmanieren bis in die sechziger Jahre des 20. Jahrhunderts in allen guten Stuben von großer Wichtigkeit.

Volle Tische in jeder Stube

Die Industrialisierung mündete im Wirtschaftswunder, und das brachte Reichtum in einer nie vorher gekannten Größe. Wohlstand erreichte die Massen. Damit wurde zum ersten Mal die Kluft zwischen satten und hungernden Menschen in einer Gesellschaft fast vollständig überwunden. Das viel gepriesene Schlaraffenland schien erreicht, oder nicht? Zufriedenheit müsste die Folge sein.

Der spanische Philosoph José Ortega y Gasset ist nicht der Einzige, der einen «Aufstand der Massen»[64] befürchtet. Die Masse profitiert von den kapitalistischen Errungenschaften, vergisst aber, wo und wie diese erwirtschaftet wurden. Während sich die breite Masse der Bevölkerung in immer höherem Maße amüsiert, weil sie Lust und Mittel dazu hat, erhebt sie Anrecht auf Wohlstand und Errungenschaften. Wer aber soll diese erwirtschaften, wenn nicht die Masse?

64 José Ortega y Gasset, *Der Aufstand der Massen,* Madrid 1930.

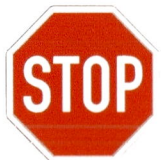

Welche Regeln gelten in Ihrer Familie?

Haben Sie die von Ihren Eltern übernommen oder ganz eigene «Familiensitten» entwickelt?

Gegen Autoritäten

Spätestens seit Alexander Sutherland Neill in der Zeit der Reformpädagogik sein Schulexperiment «Summerhill» gründete, wurde grundsätzlich an den Tischsitten gerüttelt. Mit Aufkommen der antiautoritären Erziehung vermuteten Kritiker das Ende der Zivilisation. Die Medien zeigten unerzogene und respektlose Kinder, die aus einem Topf und mit verschmiertem Mund wieder mit den Fingern aßen.

Wer das taiwanesische Restaurant besucht, um dort mit den Fingern aus der Kloschüssel zu essen, könnte durchaus an den Grundsäulen der Kultur zweifeln.

Was ist passiert? Hat eine Generation vergessen, sich am Zivilisationsprozess zu beteiligen? Ist eine Generation «ausgestiegen» und hat den Kindern keine Tischmanieren beigebracht?

Gasthäuser werben mit mittelalterlicher Tischkultur – ohne Geschirr und Besteck. Currywurst, Döner und Hamburger nimmt man sowieso in die Hand. In Amerika wird fast jedes Fertiggericht in Plastikschalen serviert (auch wenn es nicht für den Außer-Haus-Verzehr gedacht ist).

Und in vielen Familien wird vorzugsweise vor dem Fernseher gegessen, manchmal sogar auf dem Sofa und mit den Händen …

Eine Millionen Jahre hat es gedauert, um die bürgerliche Tischkultur zu entwickeln. Und seit 1960 versucht man, sie an den Rand des Zerfalls zu bringen.

142

Um pessimistisch in die Suppe zu spucken, wäre es zu früh. Der Blick über den Tellerrand zeigt auch, dass viele junge Menschen freiwillig an sogenannten «Knigge-Kursen»[65] teilnehmen. Sie wollen wieder lernen, an perfekt eingedeckten Tischen mit entsprechendem Besteck zu speisen. Und was dort auf den Teller kommt, ist ebenfalls mit Bedacht ausgesucht und zubereitet worden – sprich, obliegt der gehobenen Kochkunst. Womit sich der Kreis wieder schließt: Gutes Essen verlangt entsprechend gepflegte Tischkultur.

Wer das erkennt, darf und soll sogar manchmal mit den Fingern essen – nur so lernt man ein gutes Essen auch wirklich zu schätzen.

Hier endet unser theoretischer Ausflug. Sie kennen jetzt die Fahrtrichtung, haben in den Spiegel geschaut und können den Rückwärtsgang einlegen. Sie haben ein paar Eindrücke von der Vielfalt der Landschaften bekommen und müssen selbst entscheiden, wo und wie Sie Rast machen. Vergessen Sie nicht, ab und zu die Scheibe zu putzen, und achten Sie auf das Öl. Gas geben, lenken und bremsen müssen Sie selbst – und sei es in den Graben.

---

65 Freiherr Adolph Franz Friedrich Ludwig Knigge (1752 – 1796), *Über den Umgang mit Menschen*, 1788.

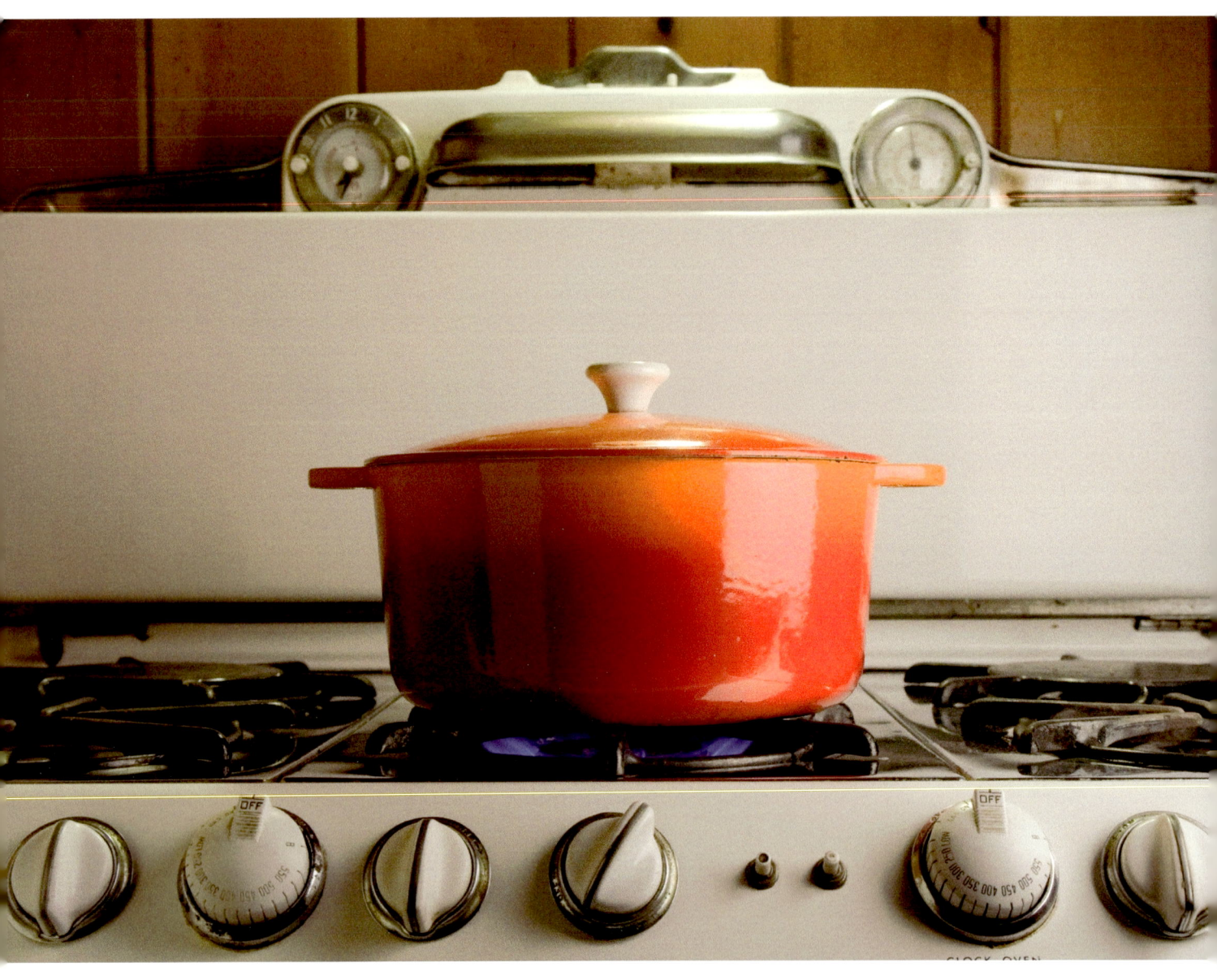

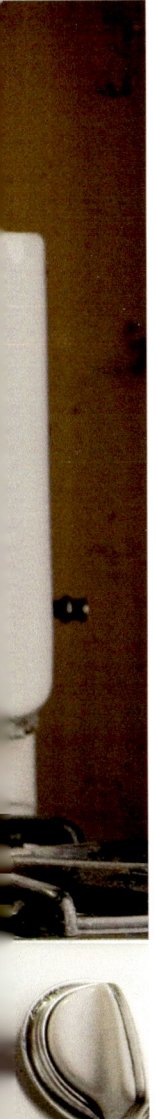

Praxis

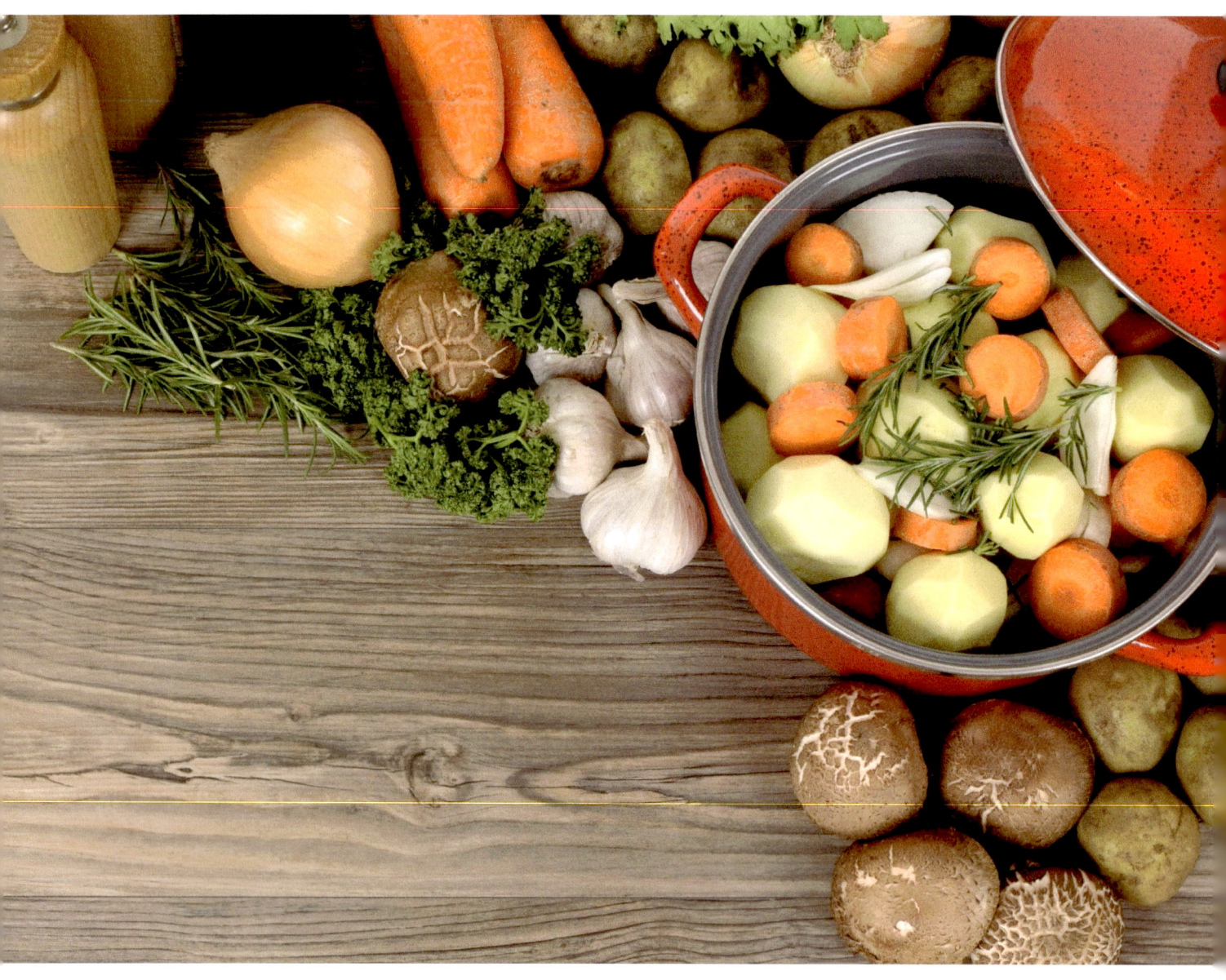

Kochen *kann* einfach sein

Es ist nicht wenig Zeit, die wir haben,
sondern es ist viel Zeit, die wir nicht nutzen.
Lucius Annaeus Seneca[66]

Ist kochen schwierig? Eine Steigerung dieses vermuteten Schwierigkeitsgrads wird mit der Vollwerternährung verbunden. Von Gründen und Ursachen für diese Meinung berichtet der theoretische Teil der Fahrschule für Ernährung. Um das Gegenteil zu erleben, muss man sich in die Praxis begeben.

Vorweg gesagt, es gibt beim Kochen in keine Richtung eine Grenze. Es gibt kinderleichte Rezepte und es gibt Gerichte, die verlangen meisterliches Können und langjährige Erfahrung. Aber man würde ja auch keine Fahranfänger mit Michael Schumacher oder Sebastian Vettel vergleichen. Also, erst mal runter vom Gas und die Sache langsam angehen lassen.

---

66 Lucius Annaeus Seneca (4 v. Chr. – 65 n. Chr.), römischer Philosoph, Dramatiker, Naturforscher und Staatsmann, *De Brevitate Vitae – Von der Kürze des Lebens*, 1, 3.

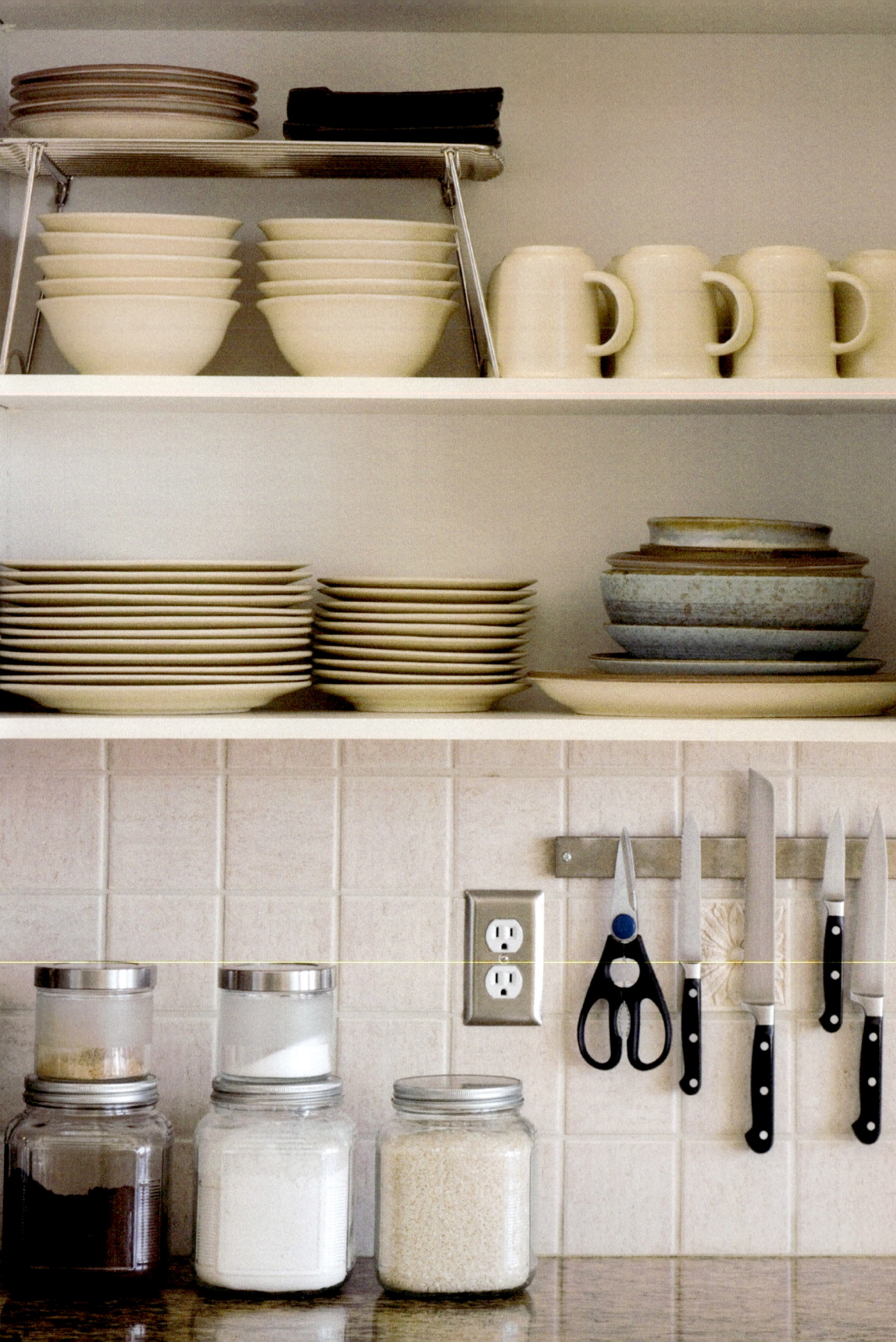

Die *Ausstattung*

Es geht zwar auch mit alten Klapperkisten, aber mit einer soliden, durchdachten Ausstattung kommt man auch in der Küche besser voran. An Angeboten und Werbeversprechen fehlt es gerade auf diesem Sektor nicht. Dabei ist es wirklich einfach, einen Pfad durch den Dschungel zu schlagen. Eine Küche für die vollwertige Versorgung mit gesunden Speisen sollte über folgende Grundelemente in der Ausstattung verfügen:

- mindestens zwei Kochfelder (Gas, Induktion, Elektro)
- Kühlschrank
- gute Messer (Schälmesser, Koch-Schlagmesser – couteau à chef – Entbeinungsmesser, Sparschäler, eine stabile Schere, Wetzstahl)
- eine Küchengabel
- stabiles Schneidebrett
- gute Töpfe und eine Pfanne (mit Rücksicht auf den Herdtyp)
- Getreidemühle
- einen stabilen Durchschlag, einen Bambus-Dünsteinsatz, Rührschüssel, Kochlöffel, Pfannenheber und Schneebesen
- frische Geschirrtrockentücher, ein Küchenhandtuch, eine Spülbürste, einen Spülschwamm und eine saubere Küchenschürze.

Diese Utensilien reichen bereits aus, um schnell und erfolgreich gesunde Mahlzeiten zu kreieren. Empfehlenswert für mehr Variationsreichtum sind:

- Backofen
- eine robuste Küchenmaschine

149

- eine Keimstation
- eine Flockenquetsche
- Pürierstab
- eine Nudelmaschine
- Auflaufform, Küchenwaage, Küchenreibe, Frischhaltedosen, Gemüsebürste.

Mit dieser erweiterten Ausstattung ist ein sehr vielseitiges Arbeiten in der Küche möglich. Natürlich kann man nach Lust und Laune weitere Küchenhelfer anschaffen. Mit zunehmender Freude wird die Messersammlung sicherlich erweitert werden. Sehr viele Töpfe und Pfannen aus ganz unterschiedlichen Materialien, z. B. Wok, Tajine und Römertopf, gusseiserne Gargeräte, geben Speisen und Gerichten ganz spezielle Noten.

Baukastensysteme

Es gibt für alles und jeden Zweck ein spezialisiertes Küchengerät. In vielen Haushalten quellen die Schränke bereits von nie genutzten Maschinen über. Sie wurden oft in guter Absicht gekauft, stellen sich dann aber als unpraktisch bis untauglich heraus.

Eine gute *Küchenmaschine* ist so aufrüstbar, dass mittels platzsparender Aufsätze gearbeitet werden kann: Rühren / Kneten / Reiben / Raspeln / Schneiden / Getreidemahlen.

Vor dem Kauf einer Maschine (Gleiches gilt für Maschinenaufsätze) sollte man sich über die Auslastung Gedanken machen. Schrittweise kann das mitgelieferte Basisprogramm um viele Aufsätze erweitert werden. Aber Bedacht ist auch hier geboten.

Es macht keinen Sinn, einen *Nudelaufsatz* zu kaufen, um damit alle paar Monate für zwei Personen Nudeln zu walzen. Hier wäre eine italienische Handwalze eine wirtschaftlichere Anschaffung.

Gleiches gilt für einen *Fleischwolf*, der höchstens für die Weihnachtsbäckerei genutzt wird. Die kleinen Geräte mit der Handkurbel reichen hierfür allemal.

Eine funktionstüchtige *Zitruspresse* könnte hingegen eine gute Anschaffung sein, besonders wenn man eine eigene Orangenplantage besitzt und eine ganze Familie gerne frisch gepressten Orangensaft trinkt. Für ein Glas täglich lohnt der Umbau – selbst der praktischsten Küchenmaschine – kaum.

Grundsätzlich gilt: Das Entsaften von gekauftem Obst und Gemüse ist vergleichsweise teuer. Entsaften lohnt sich wirklich nur bei Eigenanbau, wenn größere Mengen anfallen, die schnell verarbeitet werden müssen.

Jeder Aufsatz ist also eine individuelle Überlegung. Auf jeden Fall wird eine robuste und vielseitig einsetzbare Küchenmaschine zu einem innig geliebten Herzstück in jeder Küche.

Sonderfall

Eine sinnvolle Anschaffung ist eine einfache Saft- und Beerenpresse der Firma Jupiter. Dieses einfache kleine Gerät mit Handkurbel ist perfekt in der Lage, selbst Kräuter und Weizengras sorgfältig zu entsaften. Für die Vollwertküche ist dieses kleine Gerät eine spannende Erweiterung, z. B. zur Herstellung von Presssäften für Soßen.

Der Kern der Küche

Auch für kleine Haushalte lohnt sich die Anschaffung einer Getreidemühle (Mühlenaufsatz) immer. In der Vollwertküche wird sehr viel Getreide gegessen. Wer schnell und gesund kochen möchte, braucht unbedingt eine Mühle. Naturkostfachgeschäfte bieten zwar in der Regel einen kostenlosen Mahlservice an. In der Umstellungszeit ist die Nutzung dieses Services auch sinnvoll, zumal man sich mit fachkundigem Personal austauschen kann, aber auf Dauer ist es viel zu umständlich, für jedes Pfund Mehl in den Bioladen zu laufen, um es dort zu mahlen. Mehl und Schrot sind im Vergleich zu getrockneten Getreidekörnern auch kaum lagerfähig – sie oxidieren an der Luft. Die gute Lagerfähigkeit macht ein vielseitiges Vorratslager an unterschiedlichen Getreidesorten möglich: Weizen, Hartweizen, Kamut, Dinkel, Grünkern, Roggen, Gerste, Hafer, Hirse, Mais, Reis, Amaranth, Quinoa, Buchweizen (Knöterichgewächs).

Viele Mühlen werden als Motorblock mit Mahlaufsatz angeboten. Auch hier bewährt sich das Baukastensystem, indem man viele nützliche Aufsätze nutzt.

Der zunächst hoch erscheinende Kaufpreis hebt sich durch die ausgesprochene Langlebigkeit wieder auf. Während billige Maschinen aus Kunststoff schnell kaputt gehen und die Ersatzteile dann oft sehr teuer sind, gibt es auf semiprofessionelle Maschinen jahrzehntelange Garantie. Die Anschaffung rechnet sich also unter dem Strich für jeden Kochenden.

Vielleicht fällt Ihnen auf, dass die Mikrowelle nicht aufgelistet wurde. Der Grund ist einfach. Mikrowellen sind sehr energiereiche elektromagnetische Wellen, die Lebensmittel durchdringen. Wassermoleküle im Lebensmittel geraten dabei ins Schwingen, und die Lebensmittel werden von innen her erwärmt und sogar sehr schnell gegart.

Mikrowellen eignen sich besonders zum Auftauen und Aufwärmen. Wir aber wollen kochen – und dazu ist die Mikrowelle weniger bis gar nicht geeignet. Sie wird Ihnen gewiss auch nicht fehlen.

Die Kochfelder

Stellen Sie sich vor, Sie fahren ein Auto, und obwohl Sie den Fuß vom Gas nehmen, treibt der Motor Ihr Vehikel noch ein ganzes Stück weiter an – und zwar mit Tempo. Unvorstellbar, werden Sie jetzt denken, gefährlich noch dazu. Genauso denken Kochprofis. Einen alten Elektroherd und miese Töpfe bringt man deshalb besser in die Altmetallverwertung, wenn man sich nicht den Spaß am Kochen verderben möchte.

Auf offener Flamme

Profis kochen gerne auf Gas. Der Grund ist die punktgenaue Zufuhr der Wärme. Gas an = kochen; Gas aus = der Kochvorgang wird sofort abgebrochen.

Induktionsfelder sind ähnlich effektiv, dennoch ist die Zufuhr der Wärme nicht so überschaubar wie eine Gasflamme, da die Hitze stoßweise und unsichtbar erfolgt. Es braucht Übung, um die Temperatur gezielt zu dosieren, doch dann macht das Kochen auf Induktionsfeldern richtig Spaß.

Magnetisch angetrieben

Induktionskochen ist schnell: Viereinhalb bis sieben Minuten braucht ein Induktionsfeld, um eineinhalb Liter Wasser auf 90 Grad zu erhitzen. Noch schneller geht es mit der «Booster»-Funktion – in drei bis viereinhalb Minuten kocht das Wasser. Ceranfelder benötigen für die gleiche Menge Wasser etwa neun Minuten.

Gespart wird vor allem beim «Durchstarten», während bei längeren Kochvorgängen kaum ein Energieunterschied zu anderen Kochfeldern besteht. Wer sich an die Restwärme von Elektroherden gewöhnt hat und die Restwärme sinnvoll zu nutzen weiß, muss nun umdenken: Induktionsplatte ausschalten heißt, nur die Wärme, die der Topf selbst speichern kann, wird nach dem Ausschalten an das Gargut abgegeben. Vollreis muss jetzt z. B. konsequent 20 Minuten nachgeheizt werden – allerdings auf Stufe 1. Hier ilft eine Einweichzeit von 20 Minuten, die Kochzeit auf 15 Minuten zu reduzieren.

Auch an das Brummen, das durch die Schwingungen im Topf zustande kommt, müssen sich empfindliche Ohren erst gewöhnen.

Im Gegensatz zum Mikrowellenofen erzeugt das Induktionsverfahren keine ionisierende Strahlung. Ob es eine Auswirkung der elektromagnetischen Strahlung auf die menschliche Gesundheit gibt, ist nicht restlos erforscht. Grundsätzlich sollen Schwangere und Menschen mit einem Herzschrittmacher die Herstellerempfehlungen und den

Runter vom Gas! Kochen und braten Sie grundsätzlich bei mittleren Temperaturen. Hohe Temperaturen schädigen Töpfe und Pfannen – besonders Beschichtungen. Viele Vitalstoffe vertragen keine große Hitze. Die Speisen selbst verlieren an Aroma und optischer Qualität. Öle und Fette werden bei Überhitzung sogar giftig. Bei der Überhitzung trennen sich zunächst Glycerin und freie Fettsäuren. Aus dem Glycerin bildet sich dann das giftige Acrolein (Acrylaldehyd).

Ratschlag ihrer Ärzte beachten.[67] Abschreckend ist im ersten Augenblick, dass nicht alle Töpfe genutzt werden können.

Mit einem sogenannten *Induktionsadapter* kann man das Problem aber leicht beheben. Das Magnetfeld erhitzt dann die magnetische Adapterplatte, und diese leitet die Hitze an den Topf weiter. Auf diese Weise kann man auch mit einer Tajine aus Lehm auf Induktionsplatten kochen.

Auch moderne Elektroherde sind inzwischen gar nicht mehr so schlecht. Es dauert aber auch auf guten Ceranfeldern eine Weile, bis die gewünschte Hitze erreicht ist. Nach dem Ausschalten bleibt eine starke Restwärme, die empfindliche Gerichte verderben kann. Dafür sind die Übergänge zwischen den Wärmestufen «weicher». Profis kombinieren zu Induktionsfeldern gerne ein Ceranfeld, auch um mit nicht induktionsgeeigneten Töpfen zu arbeiten. Einige Hersteller von Kochfeldern bieten deshalb Kombinations-Kochfelder an.

67 Quelle: Bundesamt für Strahlenschutz. www.bfs.de

Auf Messers *Schneide*

Das Messer ist eines der wichtigsten Werkzeuge in der Küche. Von jedem angehenden Koch wird verlangt, dass er sich einen eigenen Messerkoffer anschafft. Die Qualität der Messer ist klar definiert. Jedes einzelne Messer wird mit der persönlichen Gravur des Besitzers versehen. Auch in der Hobbyküche gehören gute Messer zum Pflichtprogramm.

Beim Kauf eines Messers sollte auf folgende Punkte geachtet werden:

Klinge und Griff sollten aus hochwertigem Material bestehen.

Die Klinge sollte je nach Bedarf elastisch oder sehr stabil sein; elastisch = Filetiermesser, stabil = Kochmesser.

Sehr gut und auch vielseitig verwendbar sind japanische Kochmesser. Diese werden mit einem Schneidwinkel von 15 Grad gefertigt. Gängige deutsche Messer haben einen Schneidwinkel von 20 bis 35 Grad.

Die Qualität eines Messers misst sich vor allem an der Härte des Messerstahls, die «Härte nach Rockwell» (HRC).[68] Optisch gut aussehende Messer aus dem Supermarkt haben einen ungefähren Härtegrad von 52 HRC. Lassen Sie sich nicht von wortstarken Verkäufern täuschen, die Ihnen die Schärfe der Messer demonstrieren. Das anfangs scharfe Messer ist nach wenigen Wochen fast stumpf.

Gute deutsche Kochmesserserien haben eine Härte von ca. 55 bis 58 Rockwell.

---

68 Gemessen wird die Härte in Rockwell, abgekürzt HRC (Hardness Rockwell, C steht für Englisch *cone*, Kegel, da die Härteprüfung mit einem Diamantkegel durchgeführt wird).

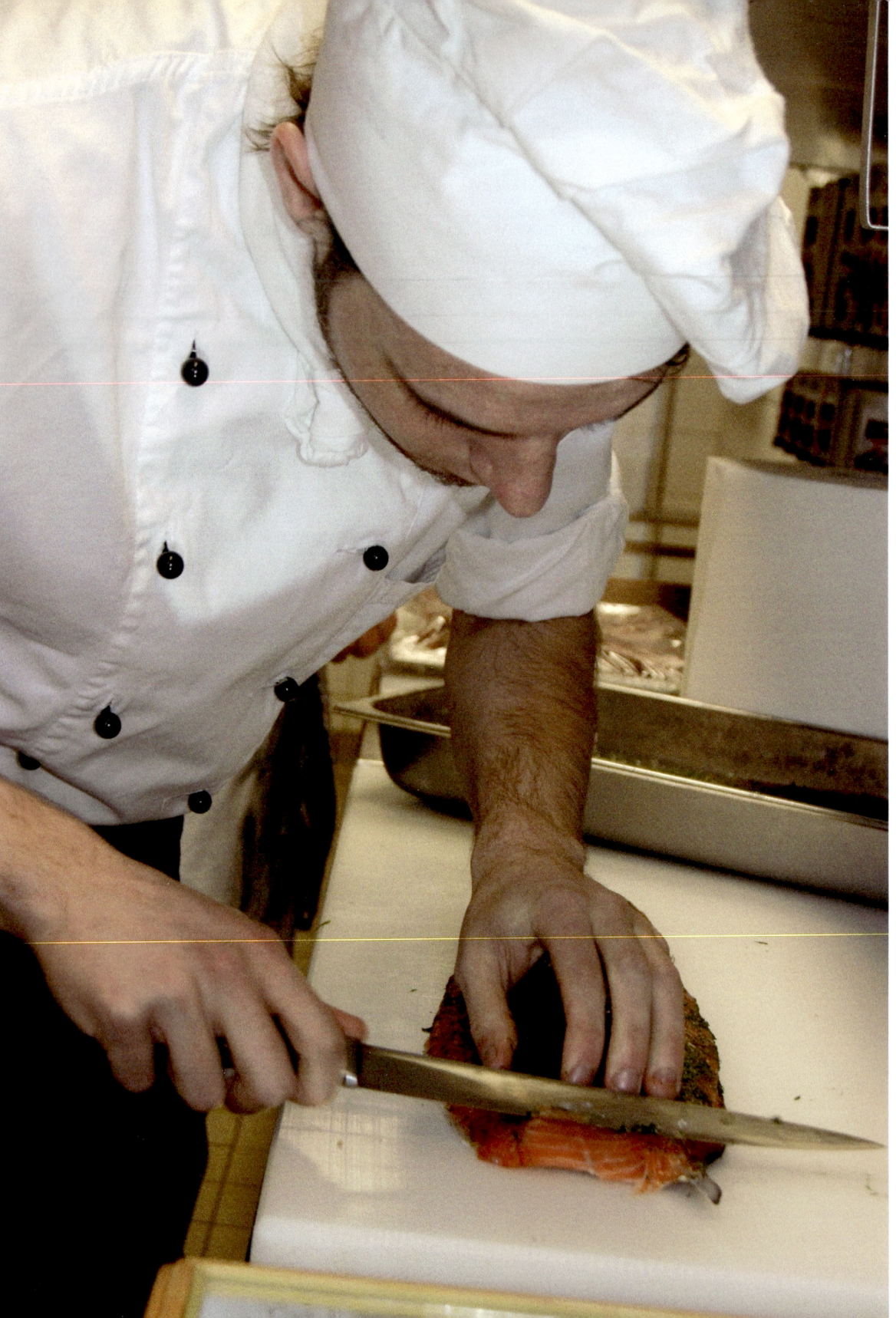

Diese Härte ist optimal für den Schneidwinkel und das Nachschärfen mit dem Wetz-stahl. Hochwertige japanische Messer haben eine Härte von bis zu 65 HRC. Der Winkel der Klinge macht das Nachschärfen mit Schleif*steinen* nötig; Wetzstahl kann nicht ver-wendet werden.

Je härter, desto besser?

Bedenkt man, dass eine Schwertklinge mit einer Härte von 65 HRC sofort beim ersten festen Hieb brechen oder zersplittern würde, zeigt sich, wie vielschichtig nicht nur ein gutes Messer, sondern auch das Thema ist. Mit zunehmender Härte wird eine Klinge nämlich auch spröder und empfindlicher. Die ideale Härte eines Messers hängt immer vom jeweiligen Einsatzzweck ab.

Bis heute ist die Herstellung guter Messer immer noch eine Kunst.

Besonders hochwertige Messer haben oft Klingen aus Damaststahl.[69] Diese Messer sind nicht nur scharf, sondern auch sehr schön. Die Klinge besteht aus zahl-reichen Lagen Stahl. Durch den Schliff der Messer werden die einzelnen Lagen sichtbar, und es erscheint der edle Damast-Effekt. Vorsicht: Auch hier gibt es inzwischen viele optische Attrappen.

Noch härter sind Keramikmesser. Sehr gute Qualitäten werben damit, dass nur Diamant noch härter sei. Keramikmesser sind vergleichsweise leicht. Aber Vorsicht: Sie würden als Anfänger auch keinen Rennwagen fahren! Die sehr leichten und super-scharfen Keramikmesser gehören in geübte Hände.

Sie merken schon, das Thema Messer ist eine Philosophie für sich, mit der man sich ausgiebig beschäftigen kann.

---

69 Das sind Schweiß-Verbundstähle.

Grundsätzlich gilt für alle guten Messer:

- Messer dürfen nicht geworfen werden.
- Messer dürfen nicht in die Geschirrspülmaschine: Hitze, Salz und Chlor greifen die Klingen an und begünstigen Flug-(Fremd-)rost.
- Messer dürfen nicht tagelang in der Spüle liegen.
- Die Reinigung des Messers sollte von Hand erfolgen. Messer müssen nach Gebrauch unter den Wasserhahn und dann abgetrocknet werden.
- Ab und zu die Klinge nach dem Reinigen mit mildem Öl einreiben.

Der Preis eines Messers spielt im Übrigen nur eine untergeordnete Rolle. Ein gutes Messer hält ein Leben lang und wird auch noch Generationen Ihrer Nachwelt überstehen. Ein schlechtes Messer muss nach kurzer Zeit ersetzt werden. Außerdem sind billige Messer eine große Gefahr in der Küche.

Fazit: Sie schneiden mit einem guten Messer immer besser ab!

Schleifen

Ein Wetzstahl «schleift» nicht im wörtlichen Sinne, sondern richtet den Schneidgrat der Klinge wieder auf. Für japanische Messer ist der Wetzstahl nicht geeignet.

Richtigen Schliff bekommt ein Messer durch Schleifsteine. Der Messerschliff ist nicht ganz einfach. Selbst Profis geben ihre kostbaren Messer oft zum gewerblichen Schleifbetrieb. Ansonsten gelten folgende Faustregeln:

Schleifen Sie Ihre Messer, bevor diese stumpf werden (machen Sie immer mal wieder den Tomatentest).

Es sollte immer die gleiche Person die Messer schleifen. Jeder hat nämlich einen anderen Winkel. Verschiedene Schleifwinkel bewirken, dass das Messer stumpf wird.

Die *guten* Töpfchen

Töpfe bestehen aus Aluminium, Edelstahl, Emaille, Glas, Guss, Keramik, Kunststoffen, Kupfer, Lehm und Ton. Das Material entscheidet nicht nur über den Preis, sondern auch über die Wärmeleitfähigkeit und das Gewicht des Topfes. Am verbreitetsten sind Töpfe aus Edelstahl, gefolgt von Töpfen aus Aluminium. Dass das Material selbst Einfluss auf die Speisen hat, wurde bereits 1951 von dem Wissenschaftler Rudolf Hauschka beschrieben.[70] Durch Hitze, Salze und Säuren werden winzige Mengen von Substanzen aus dem Topf in die Speisen geleitet. Das gilt sowohl für Kunststoffe als auch für Aluminium. Obgleich die Aufnahme von Aluminium und Kunststoffen aus dem Kochgeschirr als gering eingestuft wird, kann dieses Risiko verhindert werden, indem man dieses Kochgeschirr meidet.

Die Wärmeleitfähigkeit des Materials bestimmt, wie schnell die Energie von der Herdplatte auf den Boden des Topfes übergeht. Je höher die Leitfähigkeit, desto schneller und effizienter ist der Wärmeaustausch.

Alu-Guss

Nur gute Alu-Guss-Kochtöpfe sind mit einer hochwertigen Antihaftversiegelung versehen. Diese verhindert das Anbrennen von Speisen und erleichtert die Reinigung. Alu-Gusstöpfe sollte man nicht in der Spülmaschine reinigen. Der blanke Boden würde schwarz werden und abfärben, eine Antihaftbeschichtung kann durch aggressive

---

70 Rudolf Hauschka, *Ernährungslehre*, Frankfurt a. M. 1951.

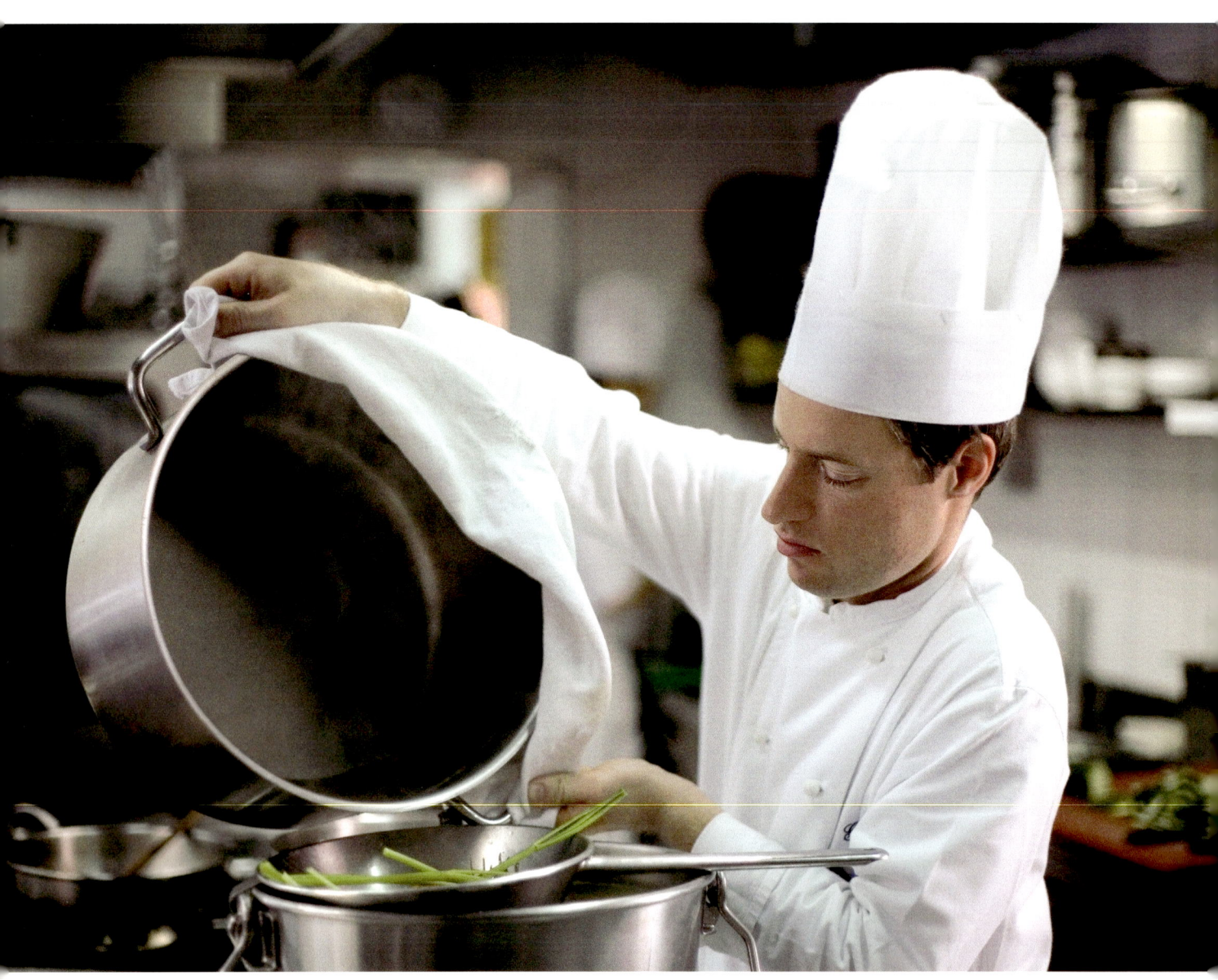

Reiniger angegriffen und beschädigt werden. Manche günstigen antihaftbeschichteten Kochgeschirre (oft Importware) stehen im Verdacht, beim Kochen und Braten gesundheitsschädliche Stoffe abzugeben. Gute Qualitäten sind lange haltbar, und die Oberflächenveredlung wird bei extremen Temperaturen auf Unbedenklichkeit geprüft. Die Haltbarkeit ist dennoch beschränkt. Bei regelmäßigem Gebrauch ist ein Alu-Gusstopf nach zwei Jahren alt. Auch Überhitzung kann die Beschichtung nicht gut vertragen.

Gusseisen

Eines der ältesten Materialien für Töpfe ist Gusseisen. Das Kochen erfordert ein wenig Übung. Die Speisen erhalten ein unvergleichliches Aroma durch die Patina, die sich im Topfinneren im Lauf der Zeit bildet.

- Vorteil: guter Wärmeleiter und -speicher.
- Nachteil: schwer, rostet leicht, nicht säure-/laugenfest und nicht geschmacksneutral.
- Alternative: Gusseisentöpfe, die von innen emailliert sind.

Emaille

- Vorteil: leicht zu reinigen. Optisch ansprechend.
- Nachteil: wenig stoßfest. Der Stahl unter dem Emaille rostet an beschädigten Stellen. Speisen kühlen schnell aus.

Kupfer

In der professionellen Gastronomie sind nur verchromte Kupfertöpfe erlaubt.[71]

- Vorteil: sehr gute Wärmeleiter.
- Nachteil: aufwendig zu reinigen, oxidiert sehr schnell. Kupfertöpfe sind außerdem sehr teuer.

---

71 Nur in der Patisserie sind Kupfertöpfe zum Kochen von Zucker gestattet.

Pflegetipp: So stellen Sie ein einfaches Kupferpflegemittel selbst her: Essig, Zitronensaft und etwas Salz mit lauwarmem Wasser vermischen, mit einem weichen Tuch den Topf sanft einreiben, nachpolieren, fertig.

Stahl

Die meisten Menschen kochen in Edelstahlgeschirr. Dieses kann jedoch Nickel enthalten. Winzige Mengen können beim Kochen – insbesondere von säurehaltigen Speisen – auch in das Kochgut übergehen. Für Allergiker könnten auch diese Mengen ein Problem sein.

- Vorteil: robust, langlebig, schnell zu reinigen, Wärme bleibt lange im Topf.
- Nachteil: Die schlechte Wärmeleitfähigkeit stört bei der Wärmeübertragung vom Kochfeld auf den Topf.

Sandwichböden sind eine nützliche Erfindung. Eine Zwischenschicht aus Aluminium und Kupfer soll die Wärmeleitfähigkeit verbessern. Hier unterscheiden sich maßgeblich die Qualitäten.

Lehm und Ton

Die nordafrikanische Tajine und der Römertopf geben Speisen ein ganz besonderes Aroma. Der Römertopf braucht im Backofen recht viel Energie. Auch die Speisen werden durch die hohen Temperaturen in Mitleidenschaft gezogen. Die Tajine wird hingegen bei ganz niedriger Temperatur auf der Herdplatte eingesetzt. Vor dem Gebrauch müssen beide Töpfe gewässert werden – anfangs eine Stunde, später eine halbe Stunde.

Vor dem ersten Gebrauch: Beide Topfarten müssen vor dem ersten Gebrauch «eingekocht» werden, das heißt, dass die Poren mit Öl geschlossen werden müssen. Dazu kocht man am Anfang entweder wasserhaltige Eintöpfe oder man macht ein paar «blinde» Kochrunden mit einem Wasser-Öl-Gemisch. Bei jedem Kochvorgang wird die Dampfsperre des Tajine-Deckels mit Wasser gefüllt, um den oberen Deckelteil zu kühlen.

Reinigung: Auf keinen Fall dürfen die porösen Lehm- und Tontöpfe mit Spülmittel gereinigt werden, weil sich die Lauge in den Poren festsetzen würde.

Der Wok

Der Wok ist der traditionelle asiatische Kochtopf. Er hat einen runden Boden, durch den die Speisen in sehr wenig Öl gezogen werden. Durch diesen runden Boden kann ein echter asiatischer Wok auf europäischen Herdplatten nicht verwendet werden.

An unsere Kultur angepasste Woks haben einen abgeflachten Boden. Korrekt werden diese Modelle Wokpfannen genannt. Eine Wokpfanne verteilt die Hitze nicht so gut und gleichmäßig wie das Original, weil vor allem in der flachen Mitte gegart werden muss. Aber dank pfiffiger Verarbeitung funktionieren auch hochwertige Wokpfannen richtig gut. Es gibt sie in allen Qualitäten, also Vorsicht und keinen billigen «Schrott» anschaffen.

Dämpfen mit Druck

Für eine vitalstoffreiche Ernährung ist das Dämpfen interessant. Für private Haushalte werden gute Steamer angeboten. Diese Hochleistungsdämpfer arbeiten mit Druck und Trockendampf. Der Dampf wird in einer speziellen Kammer erzeugt und unter Druck über das Gargut gesprüht. Besonders Gemüse kann so gegart werden: Es bekommt eine strahlende Farbe, ist in etwa zwei Minuten gar und behält fast alle Mineralien und Vitamine. Die Anschaffung eines solchen Geräts hat aber Zeit. Um sich mit der Methode des Dämpfens vertraut zu machen, reicht am Anfang ein Dämpfeinsatz, in dem über einem Wasserbad Gemüse, Fisch und Fleisch schonend gedünstet werden kann.

Mit einem Dampfdrucktopf erhöhen Sie mittels Druck die Energie und können die Garzeiten deutlich verkürzen.

Aber denken Sie immer daran, dass Sie erst ein Gefühl für eine Kochmethode erlernen, bevor Sie richtig Gas geben!

Das Thema Küchengeräte und Kochwerkzeuge könnte noch seitenweise fortgeführt werden, doch dann wird es leicht verwirrend. Weniger ist mehr – auch in der Küche. Fangen Sie ganz langsam mit einer soliden Grundausstattung an. Prüfen Sie sorgfältig die Vorteile und den Nutzwert von Neuanschaffungen. Freuen Sie sich über jede Steigerung und leben Sie ein neues Kochgefühl mit allen Sinnen aus.

Ganz langsam wird das Tempo in der Küche erhöht. Denken Sie immer daran: Vor allem muss die Zubereitung von Speisen gut gelingen und dabei viel Spaß machen.

Also – langsam voran und dabei immer aufmerksam und umsichtig bleiben.

Sinnvoll *planen*

Jeder Haushalt ist ein kleines Unternehmen. Schon bei einer Person fallen regelmäßige Arbeiten an. Das Essen spielt eine zentrale Rolle. Natürlich kann man jeden Tag einkaufen gehen. Bei Obst, Gemüse, Fisch und Fleisch ist sogar zu empfehlen, es möglichst frisch zu besorgen. Aber nicht immer ist die Zeit dazu da. Es gibt jedoch nichts Schlimmeres, als in Hektik die Besorgungen für eine Mahlzeit zu erledigen. Grundsätzlich hilft es daher, wenn man sich einen Wochenplan erstellt. Ein solcher Plan verhindert auch, dass anfallende Reste schließlich ungenutzt bleiben und vergammeln.

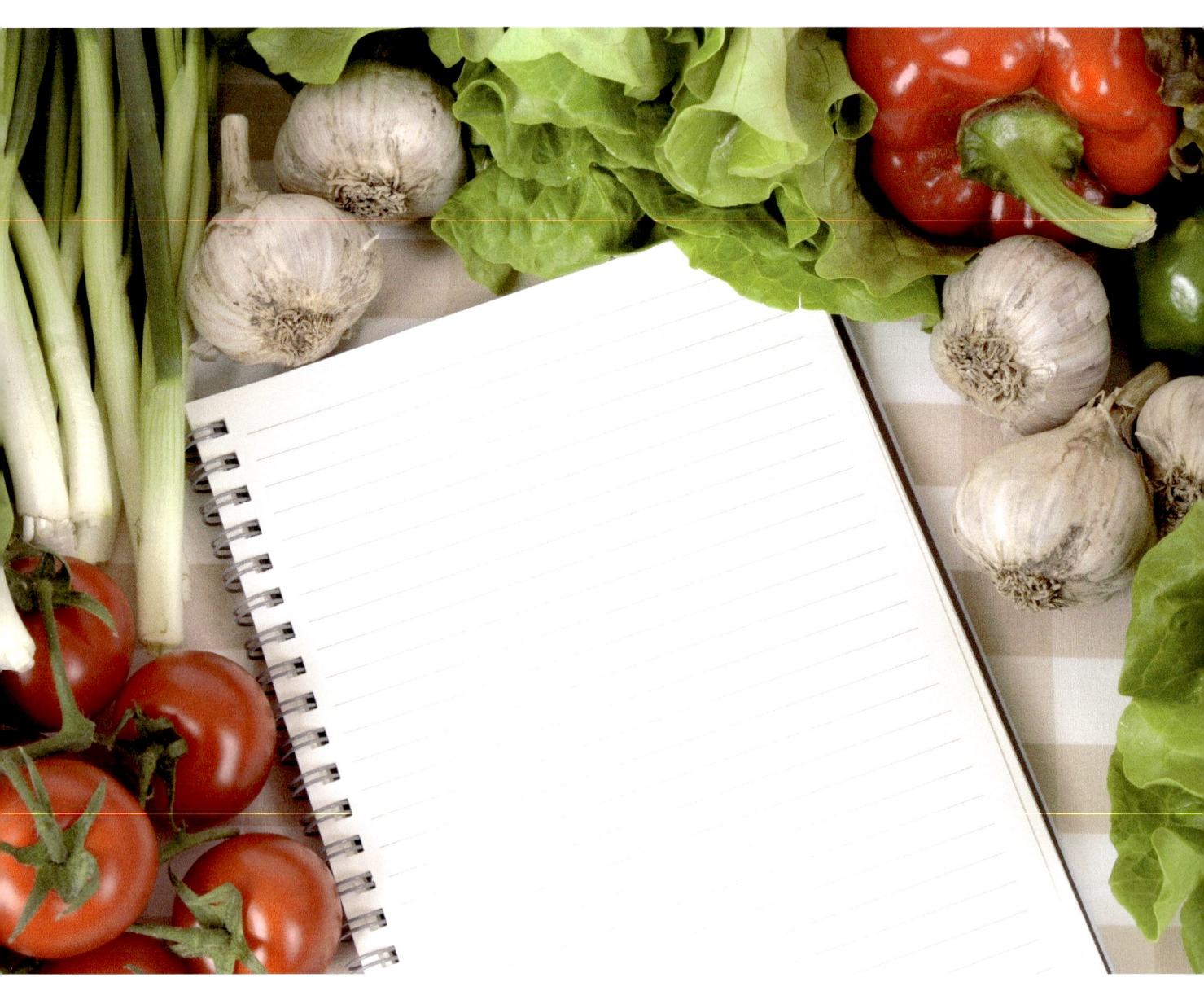

Der Einkauf

Einkaufen ist bestenfalls ein sehr schönes Erlebnis. Im Vorfeld ist wichtig, dass Sie Ihren Typ erkennen:

- Tummeln Sie sich gerne in Menschenmassen?
- Können Sie hinter einem Einkaufswagen entspannen, wenn Sie Heerscharen an sich vorüberziehen sehen?
- Lieben Sie es, nette Leute und Freunde auf dem Markt oder beim Händler zu treffen?
- Jagen Sie mit Leidenschaft nach Feierabendschnäppchen?

Wenn Sie diese Fragen mit Ja beantworten, sollten Sie vorzugsweise nach Feierabend, am Freitag oder am Sonnabend Ihre Lebensmittel besorgen. Ohne Witz, manche Supermärkte veranstalten sogar Single-Events, immerhin kann man einen potenziellen neuen Partner dann schon mal an der Zusammenstellung seiner Lebensmittel erkennen – denn Liebe geht bekanntlich auch durch den Magen.

Wenn Sie allerdings mit Graus an Menschenmassen in engen Gängen und Hallen denken, sollte ein Einkauf unbedingt an einem anderen zeitlichen Start- und Zielpunkt stattfinden. Wer gerne ruhig einkaufen geht, muss Tage vor Feiertagen, Freitage und Sonnabende vermeiden – es sind wirkliche Stoßzeiten.

Ruhig kauft man an einem Tag in der Woche ein. Der ruhigste Einkaufstag ist laut Umfragen der Dienstag – bestenfalls um die Mittagszeit.

Wählen Sie also möglichst einen individuellen Zeitpunkt für Ihren Einkauf, an dem Sie keinen Zeitdruck haben. Mit einem Plan in der Tasche und keinem Druck im Nacken ist man auf dem besten Weg in einen entspannten Einkauf, der nicht nur notwendiges Erledigungsübel ist.

Sie haben sich für einen Wochentag entschieden, an dem Sie Ihren Haupteinkauf tätigen; jetzt arbeiten Sie Ihren persönlichen Wochenplan aus.

167

Der Wochenplan

Die Hauptmahlzeit ist das Zentrum des Wochenplans. Hier ist der größte Spielraum in Sachen Kreativität möglich. Der Zeitfaktor spielt eine wichtige Rolle, wenn Kochen richtig viel Spaß machen soll. Berücksichtigen Sie bei der Planung unbedingt Ihren Terminplan. An stressigen Tagen bieten sich einfache Gerichte an. Sie können auch vorkochen, um dem Zeitdruck entgegenzuwirken, und sich ein fertig gegartes Essen kreativ aufwärmen.

Eintöpfe schmecken am zweiten Tag oft noch deftiger. Vorgekochter Reis kann mit Gemüse am nächsten Tag kurz im Wok neuen Einsatz finden. Berufstätigen Menschen sei ein vorauskochendes Arbeiten wärmstens empfohlen.

Genau das Was und Wann legen Sie in Ihrem persönlichen Wochenplan fest.

Verderbliche Produkte sollten möglichst schnell verbraucht werden. Am Ende der Woche planen Sie Gerichte, in denen alle Reste lecker verarbeitet werden. Klassische Beispiele sind Gemüsesuppen, Bratlinge und Pizzen. Ja, Sie lesen richtig: Pizza ist in Italien nämlich ursprünglich keine Vorspeise und erst recht kein Hauptgericht, sondern eine leckere Teigvariante, auf der Käse- und Gemüsereste, Schinkenstückchen und alles Übriggebliebene aus dem Kühlschrank einen kulinarischen Ehrenplatz erhalten.

Beispiel für einen Wochenplan *(Haupteinkauf: Donnerstagmorgen)*

Do.	Möhren-Kartoffel-Eintopf mit Röstzwiebeln und Gouda oder Schafskäse
Fr.	Buchweizenbratlinge mit frischer Aioli und Tomatensalat mit Oliven
Sa.	Huhn in Kokosmilch (reicht für zwei Tage) mit Reis und Chinakohl-Fruchtsalat
So.	Huhn in Kokosmilch mit Bulgur (doppelte Portion kochen) und Bohnensalat
Mo.	Avocado-Bulgur-Salat (hier wird übrig gebliebener Bohnensalat eingebaut).
Di.	Quinoa-Gemüseterrine
Mi.	Vollkornpizza mit Gemüseresten und frischen Pilzen[72]

Die Vorratshaltung

Natürlich kann man täglich frisch einkaufen. Wenn die Zeit dazu da ist, macht das sogar richtig Spaß. Am sinnlichsten sind Marktbesuche. Hier locken vor allem die kleinen regionalen Landwirte, die vielleicht ein kleineres, aber oft sehr feines Angebot präsentieren. Frischer Fisch sollte klare Augen und festes Fleisch haben. Tierische Produkte aus artgerechter Haltung machen nicht nur ein ruhigeres Gewissen, sondern das Fleisch, die Eier, die Milch oder die Wurst schmecken auch völlig anders als Massenware. Gemüse muss knackig sein und duften. Riechen Sie an der Ware, bevor der schöne Schein zum Kauf verführt. Aber nicht alles bekommt man auf dem Wochenmarkt, der in vielen Städten leider auch nicht mehr das ist, was er früher einmal war.

Sehr schnell werden Sie feststellen, dass verschiedene Einkaufswege zu Ihren Lieblingshändlern führen. Der Biobäcker liegt im Norden, der Marktplatz im Süden, Ihr Getreide gibt es nur im Westen der Stadt und Ihren Lieblingswein, Oliven und Käse bekommen Sie im Osten. Damit Sie nicht ständig im Kreis laufen, bietet sich eine Vorratsplanung an. Keine Bange, es ist ganz einfach.

72 Weitere Anregungen finden sich im Rezeptteil ab S. 187

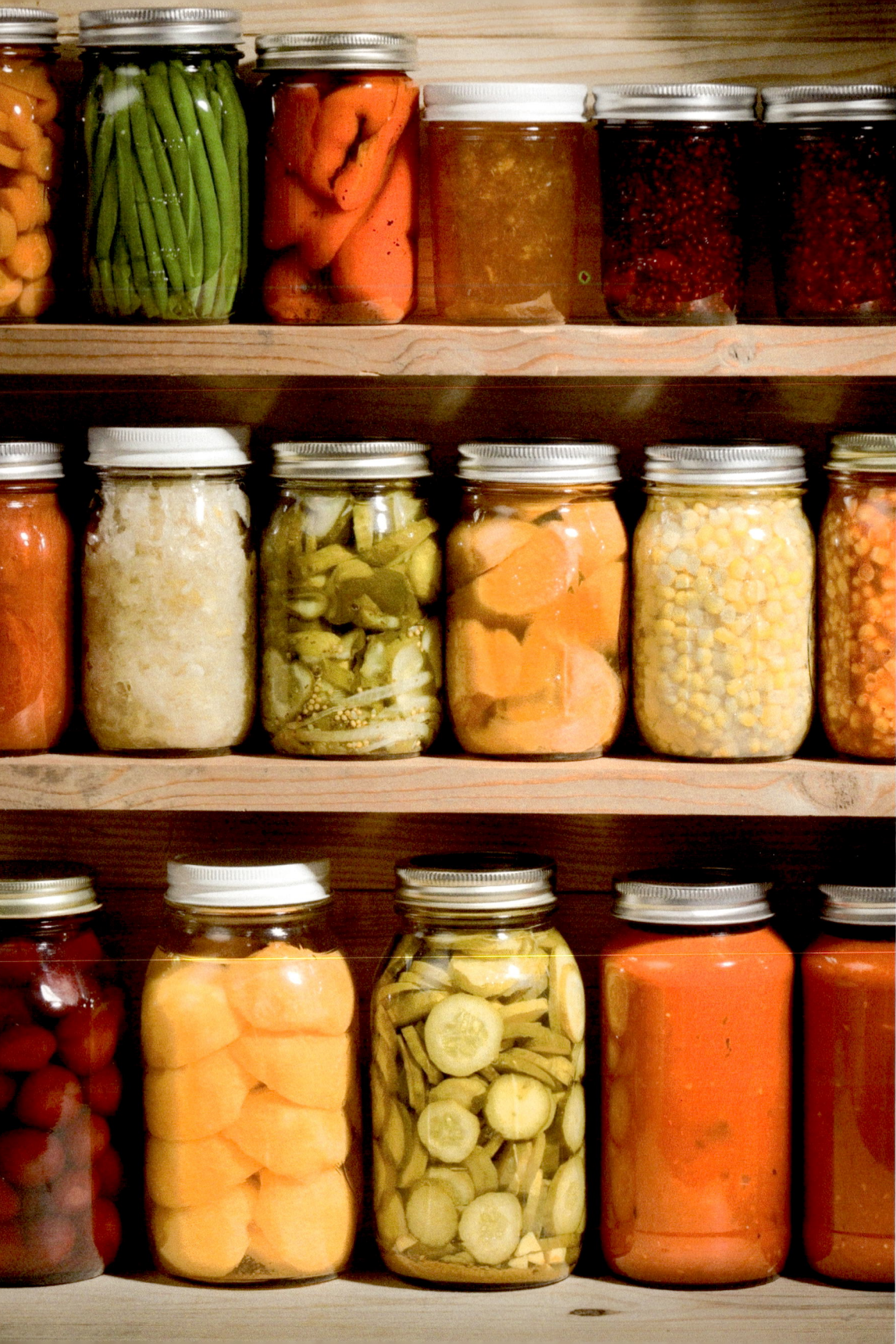

Routenplaner für die Küche

Frisch

- Immer ein paar Töpfe mit frischen Kräutern auf der Fensterbank – am besten draußen, wenn es die Jahreszeit erlaubt.
- Salat ist nur ein paar Stunden frisch.
- Empfindliches Gemüse kann man ein paar Tage lagern.
- Für Tomaten und Gurken ist es im Kühlschrank zu kalt.
- Äpfel müssen von anderen Obstsorten gesondert gelagert werden, sie verbreiten Ethylen, ein Gas, das andere Früchte schneller reifen bzw. verderben lässt.
- Ungewaschene Möhren und Kartoffeln können kühl und trocken sogar überwintern. In einer Papiertüte sind diese Wurzeln und Knollen aber auch im Kühlschrank recht lange frisch und knackig. Kaufen Sie gerne «dreckige» Knollen, der Schutz der Erde macht sie länger haltbar.

Trocken

- Getreide und Saaten können in größeren Verpackungseinheiten gekauft werden, wenn sie in gut verschließbaren, trockenen Gefäßen gelagert werden. Insekten, Luft, Wärme und Feuchtigkeit heißt es zu verhindern. Preislich günstig sind Weckgläser in unterschiedlichen Größen. Es gibt viele dekorative Alternativen, die auch Lichtschutz und eine vorteilhaftere Belüftung bieten.
- Für die schnelle Küche haben Sie immer ein kleines Sortiment an bearbeitetem Getreide im Haus: Bulgur, Couscous, Nudeln.
- Hülsenfrüchte. Es gibt eine enorme Vielfalt, aus der man seine Favoriten immer im Haus haben sollte. Unverzichtbar für die schnelle Küche sind rote Linsen oder Schälerbsen. Für deftige leckere Eintöpfe gibt es viele Linsensorten, die schnell und problemlos zu kochen sind. Süße Gerichte gelingen flott mit winzigen Bohnen, z. B. Azukibohnen.

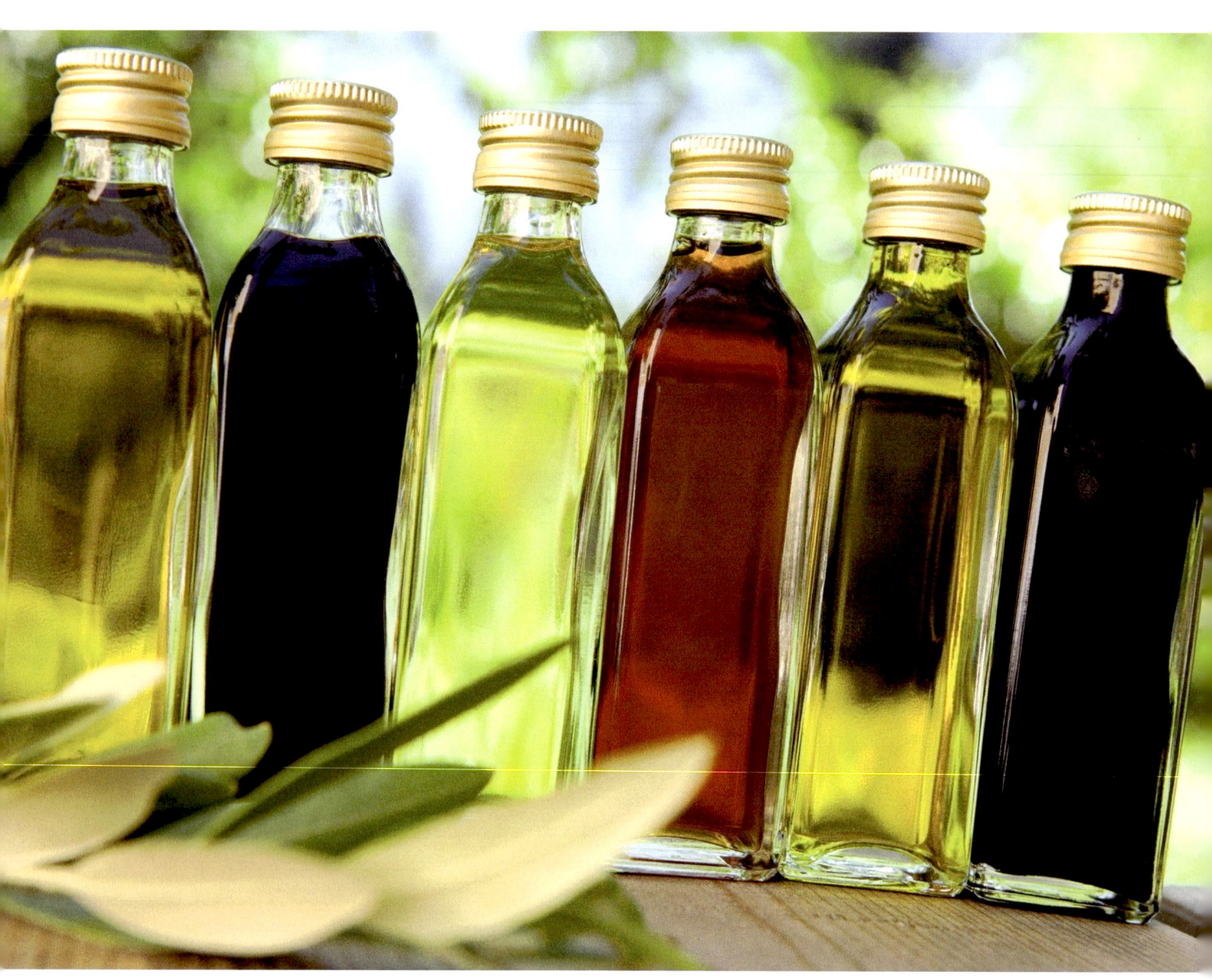

Öl & Essig

Mein erster prüfender Blick in eine Küche gilt immer dem verwendeten Öl.

Zunächst ein paar Worte zur begrifflichen Unterscheidung: Es handelt sich eigentlich um eine Produktgruppe. Sobald ein Fett jedoch bei Zimmertemperatur flüssig ist, sprechen wir von Öl.

Jedes Fett setzt sich aus Fettsäuren zusammen, die man in drei Kategorien einteilen kann: gesättigte, einfach ungesättigte und mehrfach ungesättigte Fettsäuren. Die meisten Bio-Öle sind gepresst und nicht raffiniert. Sie werden direkt nach dem Pressen lediglich gefiltert und abgefüllt. Darum ist das Erhitzen dieser Öle und Fette ein Problem, mit Ausnahme von nativem Olivenöl. Das hat aber einen Eigengeschmack, nörgeln viele Verbraucher.

Muss eine ausgewogene Vollwertküche nun für immer und ewig auf Pommes und scharf Gebratenes verzichten? Ganz so dramatisch wird es auch für konsequente Naturkostfreunde nicht. Wenngleich der gesunde Menschenverstand – von Magen und Darm mal ganz zu schweigen – vehement vor raffinierten Ölen und gehärteten Fetten warnen sollte.

Jenes Fett, das bis 200 Grad erhitzbar ist und dünnflüssig in der Fritteuse oder Pfanne brodelt, wird aus Presskuchen mittels Säuren, Laugen, Bleichmitteln und anderen Stoffen gewonnen, die eher an chemische Reinigung denn an Lebensmittelproduktion erinnern. Und ganz nebenbei erwähnt, noch nicht einmal der dümmste Bauer würde dieses Öl in seinen Uralt-Trecker kippen.

Also: Finger weg von billigen Schmiermitteln, aus denen sich vielleicht noch ein bisschen Biodiesel gewinnen lässt.

Als Alternative werden Palmfette und Bratenöl aus dem Naturkostfachhandel genannt, wobei es sich um Ölmischungen nach Hausrezepten handelt. Bei Palmfett kommt ein ökologisches Problem, nämlich das der Regenwaldrodung, erschwerend hinzu. Immer mehr überlebenswichtige Regenwaldfläche schrumpft erschreckend für gewinnbringende Plantagen.

Backofen-Pommes und paniertes Schweinesteak gibt es inzwischen in den meisten Naturkostläden. Doch um diese wenig vollwertigen Speisen geht es hier nicht. Probieren Sie einmal würzige Kartoffelecken in Olivenöl, die schnell und knusprig im Backofen gegart werden. Danach lassen Sie vermutlich jede schlaffe Pommes liegen!

Tipp

Erst mal mit nativem Olivenöl eine Grundversorgung sichern, dann den Ölbestand langsam erhöhen. Nicht jedes Öl schmeckt jedem Gaumen oder passt zu jedem Gericht.

Kleine Ölkunde

– *Distelöl* aus der Färberdistel (*Carthamus tinctorius*) hat mit 94 Prozent den höchsten Anteil an ungesättigten Fettsäuren.
– *Kürbiskernöl* wird durch Kaltpressung der gerösteten Kerne des Ölkürbisses gewonnen. Mehr als 50 Prozent Fettsäuren sind mehrfach ungesättigt. Gerne wird dieses Öl auf das warme, tellerfertige Gericht geträufelt.
– *Leinöl* ist dank des hohen Anteils an ungesättigter Linol- und Linolensäure sehr hochwertig. Es muss im Kühlschrank gelagert werden. Das Leinöl hat einen markanten Geschmack. Es wird nur in der kalten Küche verwendet und darf auf keinen Fall erhitzt werden.
– *Rapsöl* ist mild und nussig. Es eignet sich auch zum Anbraten von Fleischgerichten, da es recht hitzestabil ist. Dabei gehen allerdings empfindliche Vitalstoffe verloren. Für gewöhnlich wird Rapsöl in raffinierter Form im Handel angeboten. Kalt gepresstes Rapsöl findet man in Naturkostläden oder Reformhäusern.
– Kalt gepresstes *Sesamöl* ist gelb und hat einen nussigen Geschmack. Es darf nur erwärmt werden, um das Aroma zu intensivieren. Dazu gibt man es auf die warme, fertig gegarte Speise. Geröstetes Sesamöl ist sehr dunkel und schmeckt extrem nussig. Zum Braten wird in Asien raffiniertes (billiges) Sesamöl verwendet.

174

- *Sonnenblumenkernöl* hat kalt gepresst 92 Prozent ungesättigte Fettsäuren, 72 Prozent Linolsäure, einen hohen Anteil an Vitamin C und darf auf keinen Fall hoch erhitzt werden. Raffiniertes Sonnenblumenöl ist von zweifelhafter Qualität – was bereits am Preis erkennbar ist. Es stellt sich sogar die Frage, ob es überhaupt für die menschliche Ernährung geeignet ist.
- *Sojaöl* enthält viel Linolsäure (zweifach ungesättigte, lebenswichtige Fettsäure), neben den Vitaminen B6 und K1 viel Vitamin E und besonders viel Lezithin. Kalt gepresst wird es schnell ranzig. Es hat einen deutlichen Eigengeschmack.
- *Olivenöl* ist Pflicht in jeder guten Küche. Ein 95-prozentiger Anteil an ungesättigten Fettsäuren macht es auch noch gesund.

Süßes, Saures & Salziges

Gesunde Süße

«Zuckergenuss steigert das Ich-Gefühl des Menschen, fördert aber dadurch auch den Egoismus», schreibt Rudolf Steiner.[73] Tatsächlich ist das Thema Zucker und Süßungsmittel so komplex, dass es unmöglich an dieser Stelle abgehandelt werden kann. In der Fahrschule für Ernährung kann es deshalb nur eine grundlegende Empfehlung geben:
- Von Kristallzucker ist grundsätzlich abzuraten.
- Naturbelassene Süßungsmittel können, in Maßen genossen, die Küche sinnvoll bereichern.

Für welches Süßungsmittel Sie sich letztendlich entscheiden, hängt von Ihren Vorlieben ab. In einer vielseitigen Vollwertküche kommen vor allem folgende Süßungsmittel zum Einsatz:

73 Rudolf Steiner, *Natur- und Geistwesen. Ihr Wirken in unserer sichtbaren Welt*, Vortrag vom 11.02.1908, GA 98 (Dornach, 1983), S. 203 ff.

- *Honig* (kalt geschleudert) ist auch als Heilmittel bekannt und sollte nie stark erhitzt werden. Zum Backen ist Honig daher eigentlich zu wertvoll. Außerdem verändern sich der Geschmack und die Teigqualität.
- *Agavendicksaft* ist auch für Diabetiker geeignet, sehr süß und vielseitig einsetzbar, hat aber einen Eigengeschmack.
- *Rohrohrzucker* ist nicht zu verwechseln mit normalem Zucker aus dem Zuckerrohr, dem Rohrzucker. Rohrohrzucker hat viele Freunde und gilt als halbfertiges Zuckerprodukt mit einer eigenen Note. Nicht nur in der Vollwertbäckerei werden seine Eigenschaften geschätzt. Die Zuckerkristalle werden hier nicht vom Sirup abgetrennt. Gesundheitlich bestehen ähnliche Bedenken wie beim Kristallzucker. Also – in Maßen genießen!

Saures

Mit Säure gibt man fast jeder Speise einen besonderen Pfiff. Essig ist hier ein traditionelles Mittel, das nicht nur in Salaten Verwendung findet. Würzige Suppen bekommen mit einem kleinen Schuss Essig den besonderen Pfiff. In gute Mayonnaisen gehört neben Öl vor allem ein guter Essig. Ein süßer Balsamico mundet hervorragend an deftigen Kartoffeln oder gegrilltem Gemüse. Der Möglichkeiten gibt es so viele, sodass in jede Vollwertküche mindestens ein guter Essig gehört.

Kleine Essigkunde
- *Weinessig* wird ausschließlich aus weißem oder rotem Wein hergestellt.
- *Obstessig* wird aus Obstweinen (Apfel/Himbeere u. a.) hergestellt.
- *Balsamico:* «Aceto Balsamico Tradizionale di Modena» ist mindestens zwölf Jahre alt, in Holzfässern gereift und kaum zu finden. Wer sich diese Spezialität nicht leisten kann, bekommt eine Mischung aus gewöhnlichem Weinessig mit eingedicktem Traubensaft, die mit Zuckercouleur braun gefärbt wird; bei besseren

Sorten wird eine kleine Menge des echten «Balsamico Tradizionale» zugegeben.

- *Branntweinessig* hat als Rohstoff Getreide, Kartoffeln oder Zuckerrüben, die zu hochprozentigem Alkohol gebrannt werden.
- *Wein-Branntweinessig* ist eine Mischung aus ca. zwei Drittel Branntweinessig und einem Drittel Weinessig.
- *Kräuteressig/Aromaessig:* Essigsorten, die mit Kräutern oder Gewürzen aromatisiert werden. Gute Kräuteressige lassen sich aus guten Essigen einfach und lecker selbst herstellen.
- *Essigessenz* ist ein rein synthetisches Produkt und muss für den menschlichen Genuss verdünnt werden.
  Verwendungstipp Essigessenz: Putz-/Desinfektionsmittel, Entkalker und organische Hilfe bei der Unkrautreduzierung, z. B. zwischen Steinplatten.

Kaufen Sie für den Anfang einen guten Apfel- oder Weinessig und einen milden, ausgewogenen Balsamico für ein bisschen «Pfiff» an würzigen Speisen.

- *Frischer Zitronensaft* ist ebenfalls ein Allrounder. Mit ein paar Spritzern Zitrone werden Hülsenfrüchte richtig lecker. Fisch und Grillfleisch bekommen einen spritzigen Geschmack, manches knackige Gemüse behält nicht nur seine strahlende Farbe, sondern der Geschmack bekommt eine runde Note.
  Die Schale von Biozitronen ist ebenfalls vielseitig einsetzbar und gibt eine herrlich-herbe Würze.[74] Sollten keine frischen Biozitronen zur Verfügung stehen, kann man sich mit guten Fruchtsäften (100-Prozent-Saft) behelfen.

74 «Zitronen in Meersalz» siehe Rezeptteil auf S. 217.

Ein Küchentipp aus Italien lässt Ihre Gäste in Verzückung geraten: Würzen Sie mit in Meersalz eingelegten (fermentierten) Zitronen – ein besonderer Geschmack und Genuss. – Ein bisschen Zitronenaroma sollte immer im Haus sein.

Vorsicht Zitronensäure! Verwenden Sie auf keinen Fall Zitronensäure. Die isolierte Säure greift die Zähne an und schmeckt im wahrsten Wortsinn «ätzend».

 Nehmen Sie drei Wattestäbchen und tauchen Sie diese nacheinander in frisch gepressten Zitronensaft, Zitronensaft aus der Flasche und Zitronensäure. Sie werden rasch erkennen, wie «aggressiv» sich Letztere verhält. Sie ist gut zum Beseitigen von Kalk, hat aber im Essen nichts zu suchen!

- *Tomaten:* Von Gerichten aus dem mediterranen Raum kennen wir die Tomate als wunderbaren Platzhalter für den Säureanteil in einer Speise. Sie harmoniert sehr dezent mit allen nur denkbaren Getreidesorten, die die Süße transportieren. Tomaten schmecken aber nicht in jeder Jahreszeit. In diesem Fall mache ich tatsächlich eine Ausnahme und empfehle für eine leckere Vollwertküche auch ab und zu eine Dose Biotomaten (gerne gewürfelt) oder Tomatenmark, das scharf angebraten an Aufdringlichkeit verliert und die Speise «rund» macht.

178

Weißes Gold

Beim Kochen sorgt Salz im Wasser dafür, dass weniger Mineralstoffe aus dem Gargut ausgeschwemmt werden (Osmose) und sich die Garzeit verkürzt.

Ausnahme: Hülsenfrüchte werden erst nach dem Garen gesalzen, da sich die Garzeit in Salzwasser erheblich verlängert und dickschalige Bohnen manchmal sogar hart bleiben.

Beim Backen ist Salz maßgeblich am chemischen Vorgang im Teig beteiligt. Salz ermöglicht eine gesteuerte Gärung von Hefe- und Sauerteigen.

Der menschliche Körper besteht etwa aus 0,9 Prozent Salz. Im menschlichen Körper regeln Natrium-Ionen in den Nervenzellen die Erregungsleitung, die Chlorid-Ionen sind am Aufbau der Magensäure beteiligt, die zu 0,3 Prozent aus Salzsäure besteht. Salz ist lebenswichtig, aber die Dosierung muss stimmen! Der empfohlene Wert für die tägliche Salzzufuhr liegt heute bei 5,8 Gramm.

Zu viel Salz im Essen bindet Wasser im Körper, was vor allem für Kinder schlimme Folgen haben kann.

Fehlt Salz in der Ernährung und schwitzt unser Körper viel, kommt es zu einer Unterversorgung mit Mineralstoffen, und der Körper trocknet im schlimmsten Fall sogar aus. Salz ist für alle Lebewesen lebenswichtig. Darum wundert es sehr, dass das einzige «Weiße Gold» heute fast ausschließlich Siedesalz ist, ein billiger Rest aus der chemischen Industrie oder der Wasseraufbereitung, und es besteht zu 99 Prozent aus Natriumchlorid. Gebleicht, jodiert und mit Rieselhilfe versehen, steht es auf den meisten Tischen.

Unbehandeltes Meer- oder Steinsalz besteht aus nur 95 Prozent NaCl und weiteren unzähligen Mineralstoffen und Spurenelementen (Kaliumsulfat oder Magnesiumchlorid, Mangan, Zink oder Kupfer), die in ihrer Zusammensetzung dem Blut des Menschen verdächtig ähnlich sind. Kein Wunder, dass in guten Küchen um das zu verwendende Salz große Philosophien vertreten werden.

Der Geschmackstest beweist: Unbehandelte Salze munden «weicher» und «runder». Reines Natriumchlorid hinterlässt bei einem direkten Vergleich einen «beißenden», «leeren» und «strengen» Geschmack.

Kleine Salzkunde
- *Meersalz* wird in Salzgärten an der Atlantik- oder Mittelmeerküste gewonnen.
- *Ur-Salz* ist unbehandeltes Steinsalz aus vermahlenen, nicht gereinigten Salzbrocken.
- Nachträglich *jodiertes Speisesalz* ist mit Jod angereichertes Tafelsalz. Einige Naturkosthersteller bieten Salz mit jodhaltigem Algenpulver an.

Kochen Sie mindestens zweimal in der Woche mit einer kleinen Menge natürlich jodhaltigen Meeresalgen (z. B. Kombu, Arame, Hijjiki) und decken Sie so den Jodbedarf.

Machen Sie den Salztest: Tippen Sie ein feuchtes Wattestäbchen vorsichtig und mit verbundenen Augen in verschiedene Salze (z. B. NaCl, NaCl mit Rieselhilfe, unraffiniertes Meersalz) und legen Sie ein paar Kristalle vorsichtig auf Ihre Zunge.

Stellen Sie sich leckere Würzsalze selbst her. Es ist ganz einfach und wesentlich preiswerter als gekaufte Kräuter- und Knoblauchsalze.

Sojasoßen und -pasten

Aus der asiatischen Küche sind Sojasoßen und -pasten in europäische Haushalte gelangt. Auch hier gilt es, mit wachsamen Augen aus einem sehr umfangreichen Angebot zu wählen. Die einstigen traditionellen Würzmittel werden nämlich häufig industriell gewonnen und mit allen möglichen (und unmöglichen) Zusätzen verunreinigt. Der Hinweis «natürlich gebraut» hilft in der Regel weiter. Im Naturkostfachhandel werden ausschließlich natürlich fermentierte Sojasoßen angeboten.

Es ist ein langer und komplizierter Prozess, um aus Sojabohnen und Weizen mithilfe des Koji-Pilzes eine hochwertige Sojasoße herzustellen.

Grundsätzlich wird zwischen Shoyu und Tamari unterschieden.

– *Shoyu:* fermentierte Soße aus Sojabohnen und Weizen.
Geschmack: würzig, ein bisschen süß, salzig – vielleicht ein bisschen «umami», was in der japanischen Sprache «wohlschmeckend» bedeutet. Shoyu sollte nachträglich ins Essen gegeben werden. Beim Kochen werden die wertvollen Enzyme und Aminosäuren weitgehend zerstört. Wenn man mit Shoyu würzt, kann deutlich mit Salz gespart werden. Info: Shoyu ist auch für Weizenallergiker verträglich.

– *Tamari:* Die dunkle, dicke Sojasoße entsteht bei der Herstellung des würzigen Hatcho-Miso. Der Geschmack ist sehr stark und salzig. Es ist ratsam, sich diesem Geschmacksvergnügen langsam zu nähern.

– *Miso-Paste:* Diese Paste aus fermentierten Sojabohnen und Getreide stammt ursprünglich aus China. Heute wird sie besonders in Japan geschätzt und ist dort eine essenzielle Zutat der zum Frühstück gereichten Miso-Suppe. Man unterscheidet zwischen hellem, süßerem (Shiromiso) und dunklem, würzigerem (Akamiso) Miso.

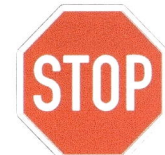

Nehmen Sie für den Anfang ein gutes Meersalz und eine Flasche Shoyu in Ihrer Vorratshaltung auf. Später kann das Programm gezielt erweitert werden.

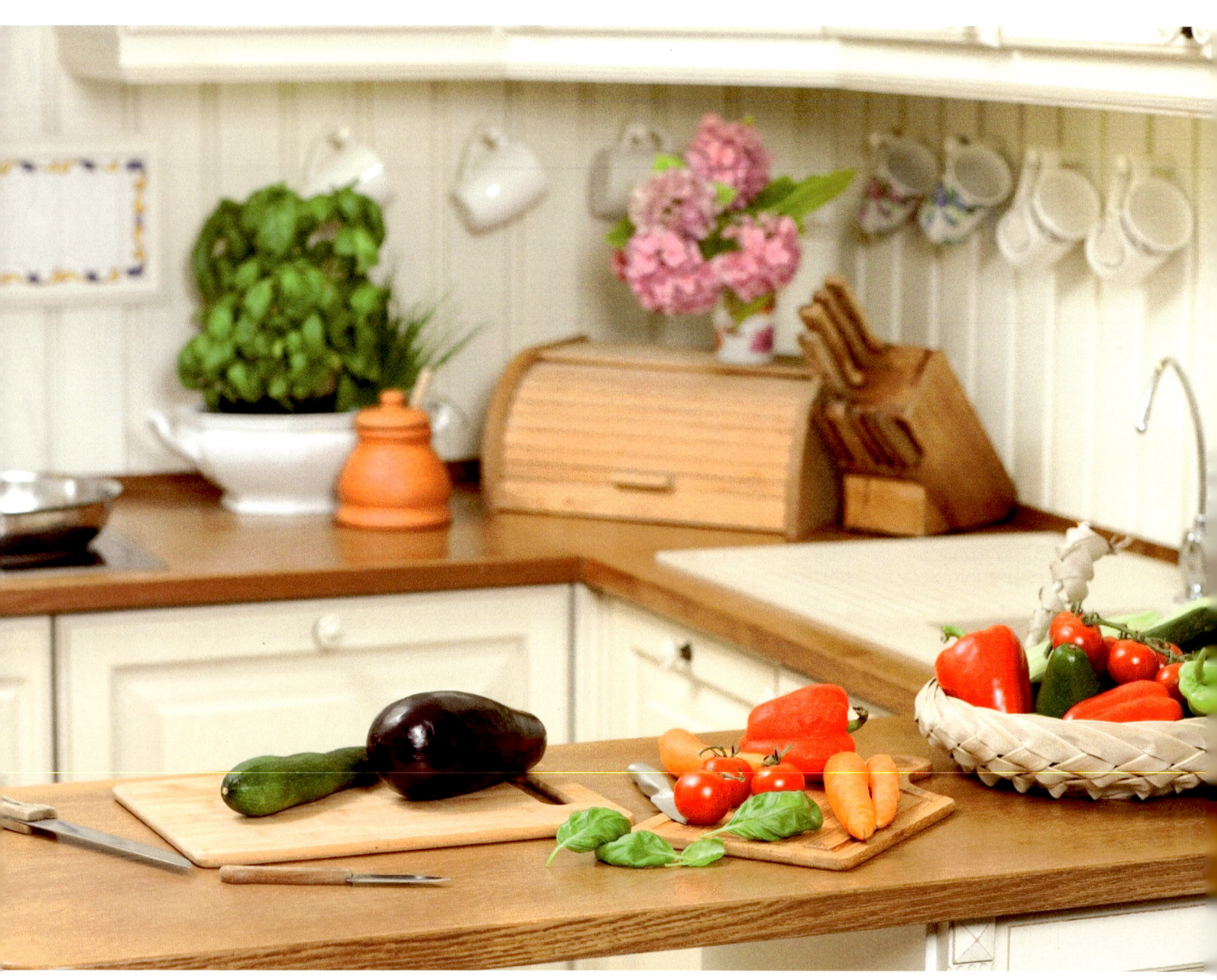

Der Arbeitsplan

Nicht nachbedenken,
sondern vorbedenken soll der weise Mann.
Epicharm (um 540 – 460 v. Chr.), griech. Komödiendichter

Bevor Sie die Speisen für ein Gericht zubereiten, sollte der Arbeitsablauf möglichst genau festgelegt werden. Wer wenig Kocherfahrung hat, sollte am Anfang möglichst ein Essen planen, das aus nur einem Gericht besteht: z. B. Eintopf, Vollkornpizza, Auflauf, Bratlinge. Das heißt, dass bei den ersten Kocherlebnissen nur ein Topf, eine Pfanne, ein Blech oder eine Auflaufform für Ihr Essen zum Einsatz kommt. Schrittweise kann später die Anzahl der Töpfe erhöht werden. Wenn Essenkochen viel Spaß machen soll, gehört eine Portion Gemütlichkeit dazu. Ein guter Koch bleibt immer «locker».

Tipp
Legen Sie ruhige Lieblingsmusik ein. Es gibt Hobbyköche, die schwören auf den Kochgenuss mit Hör-CD. Anfängern würde ich hiervon abraten, da ein Hörbuch vom Kochen ablenken könnte.

Mise en place

Jeder Profi weiß, was *Mise en place* bedeutet: an den rechten Ort gestellt. Bevor die Zubereitung der Speisen beginnt, muss der Arbeitsplatz mit Bedacht aufgebaut werden:
  – Das Arbeitsbrett bestimmt den Mittelpunkt der Arbeitsfläche.
  – Beim Schneidebrett liegen die gut geschliffenen Messer, die eventuell sogar nach Größe sortiert sind.

183

- Alle weiteren Kochutensilien, die im Laufe des Kochprozesses benötigt werden, liegen griffbereit.
- Wählen Sie die geeigneten Töpfe bzw. Pfannen aus und stellen Sie diese auf die Kochflächen.
- Die gesäuberten Lebensmittel werden nach Gerichten sortiert und in greifbare Nähe auf die Arbeitsplatte gelegt.
- Wichtig sind eine Rolle Küchenpapier und frische Handtücher – auch griffbereit.
- Überprüfen Sie kurz, ob alle Lebensmittel und Utensilien vorhanden sind. Dann kann die Zubereitung der Lebensmittel beginnen.

Das A und O ist Sauberkeit

Am Handwaschbecken liegt ein Stück Seife – besser ein Flüssigseifenspender und bestenfalls eine Nagelbürste, um Hände und Nägel regelmäßig von hartnäckigen Spuren, z. B. Erde, Fischschuppen oder Ähnlichem, gründlich zu reinigen.

Binden Sie sich eine Schürze um, das schützt die Kleidung ganz enorm vor Spritzern und Kochgerüchen. Umgekehrt wird auch das Essen vor Kleiderfusseln und Straßenschmutz geschützt. In diesem Zusammenhang sei auch empfohlen, die Haare abzudecken, langes Haar zumindest zu einem Zopf zu binden.

Es kann immer mal ein kleiner Unfall passieren: Pflaster sollten gut erreichbar sein.

Hygiene ist immer wichtig. Der Abwasch wird sofort erledigt und geschieht im fließenden Prozess, damit das Arbeitsfeld überschaubar und sauber bleibt.

Verwendete Messer, Brettchen und andere Utensilien werden vor jeder neuen Verwendung kurz abgespült. Überhaupt bedeutet das direkte Erledigen von Küchenarbeiten eine große Zeitersparnis. Zeitlücken gibt es während des Kochprozesses genug: Während ein Gericht kocht oder im Backofen gart, können Küchenwerkzeuge gereinigt und aufgeräumt werden, und der Müll wird sauber getrennt. Sie werden sehr rasch merken, wie schnell man umsichtiger mit den Utensilien wird, um sich überflüssige Putzarbeiten zu ersparen.

Zeit sparen heißt auch kurze Wege. Richten Sie den Küchenarbeitsplatz so ein, dass alles griffbereit ist. In der Regel sind Einbauküchen zweckmäßig gestaltet, sodass dieser Planungsschritt weitgehend von selbst erledigt ist.

Alles der Reihe nach

Sinnvolle Planung berücksichtigt die unterschiedlichen Gar- und Reifezeiten von Speisen. Was am längsten braucht, wird zuerst auf den Weg gebracht. In der Regel denkt man jetzt an Fleischgerichte im Bräter. Aber auch manche Salate schätzen ausgiebige Ruhezeiten: z. B. die Rohkost aus Äpfeln, Möhren und Sellerie, die gut durchgezogen am besten schmeckt, oder Kartoffelsalat mit Äpfeln, Zwiebeln und Mayonnaise.

In festgelegter Reihenfolge werden die Lebensmittel der jeweiligen Gerichte zerkleinert und in den nächsten Verarbeitungsprozess gegeben. Teig lässt man ruhen. Reis bringt man mit den gewünschten Zutaten zum Kochen. Kaltspeisen lässt man durchziehen usw.

Am besten, Sie fangen jetzt an. Suchen Sie sich ein einfaches Gericht aus dem Rezeptteil, und los geht Ihre erste Fahrt durch die kulinarische Welt der Köstlichkeiten, bei der Sie selbst das Steuer in der Hand haben.

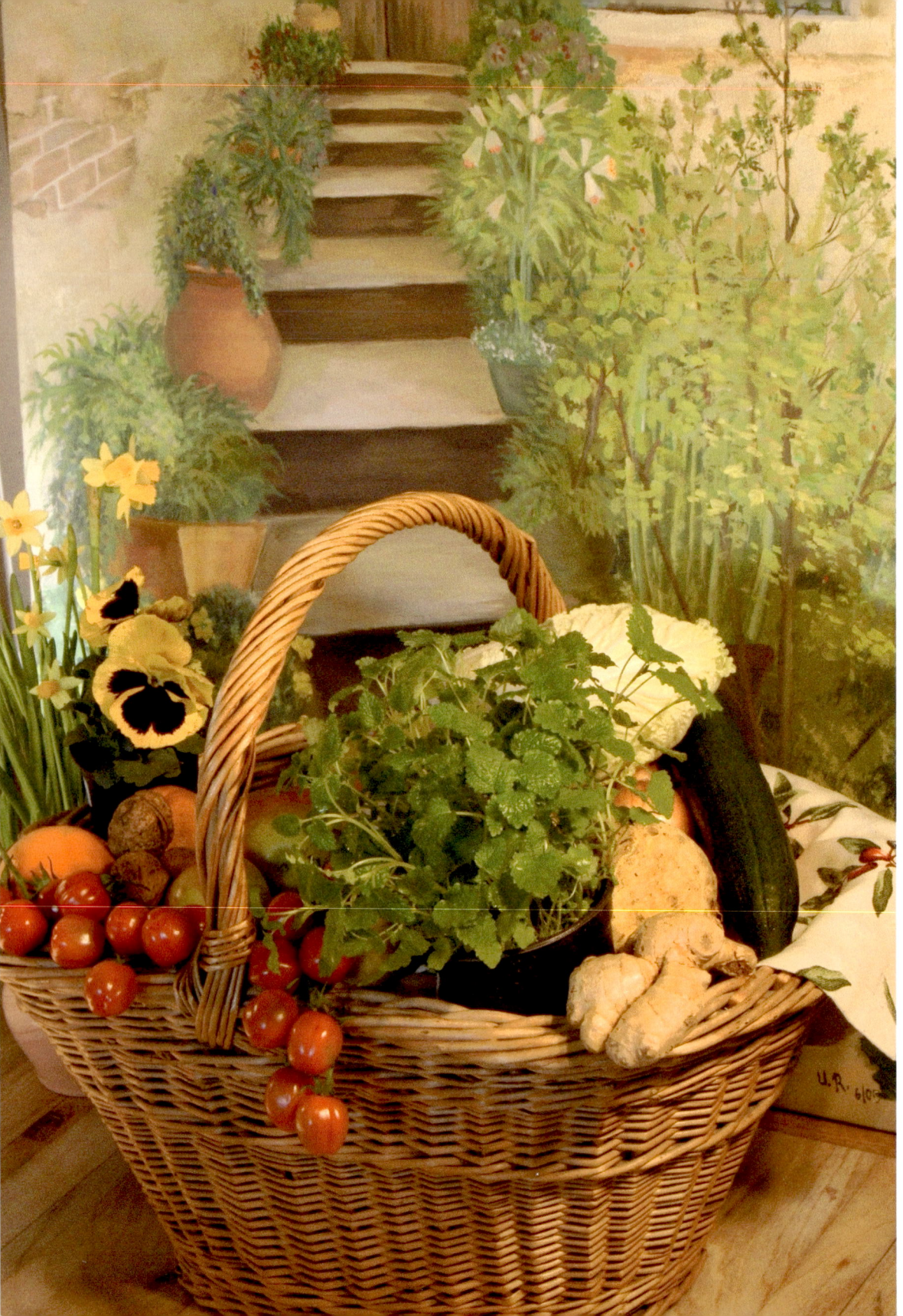

Rezepte

Frühstück

Frischflocken-Müsli

(1 Portion)

– 20 g Hafer in der Quetsche aufflocken
  oder in der Mühle grob schroten
– 0,2 l Naturjoghurt (Vollfettgehalt) unterrühren
  und nach Wunsch die Flocken ein bisschen
  quellen lassen
– ca. 150 g gemischtes Obst der Saison in
  mundgerechte Stücke zerteilen
– gerne geröstete Saaten und Nussbruch
  auf das Müsli geben

Für Schleckermäulchen:
2 TL Agavendicksaft und/oder
ein paar Rosinen.

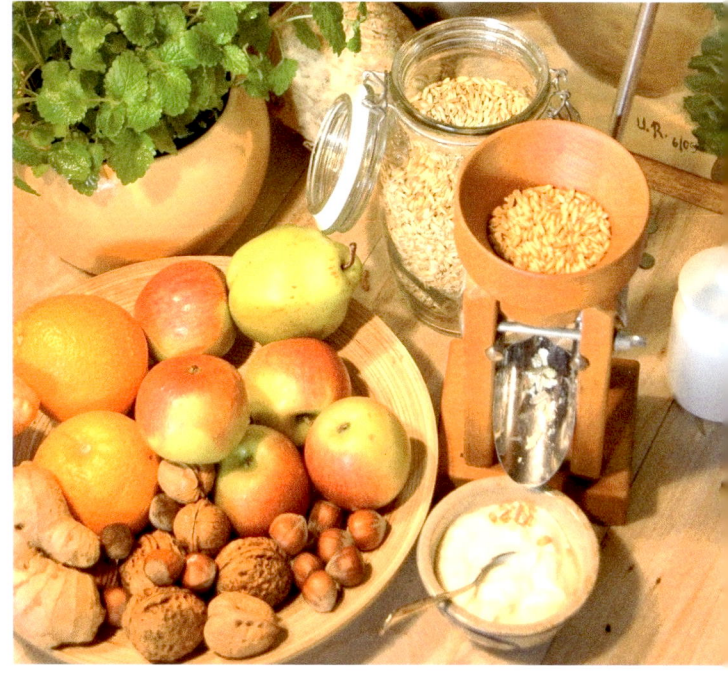

Miso-Suppe Ulrike Richter

Für Japaner ist die morgendliche Miso Suppe Tradition. In Europa tut man sich ein wenig schwer mit dem Gedanken an eine Suppe als erste Mahlzeit des Tages. Im Winter kann eine warme Suppe jedoch wahre Wunder bewirken. Sie durchwärmt und hält viele Stunden angenehm satt. Einen Versuch ist es allemal wert, um möglicherweise ein ganz neues Frühstücksgefühl zu entdecken.

Da ich regionale Erzeugnisse bevorzuge, habe ich die Suppe ein wenig an unser Gemüseangebot angepasst. Vorzugsweise nehme ich für ein Frühstücksmiso eine milde Sorte Miso (im Naturkosthandel unter den Namen: Shiro Miso/Genmai Miso). Ganz bewusst verzichte ich auf die Bonitoflocken, die aus getrockneter Makrele oder anderen Fischen hergestellt sind – es geht auch ohne!

(Ergibt 4 Tassen)

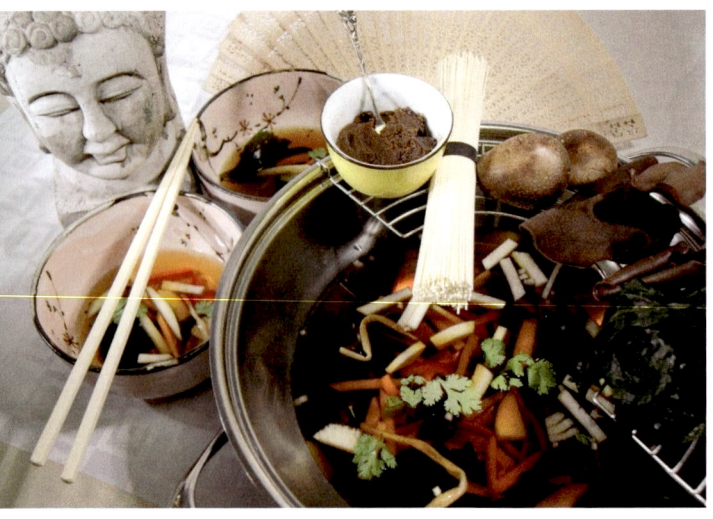

- 1 großes Kombu-Blatt (Naturkost-/Asiahandel)
- 4 ½ Tassen Wasser
- 1 Lauchzwiebel oder junge Stange Porree in dünne Ringe schneiden
- 1 Möhre, geschrubbt und in feine Stifte gehobelt
- 2 Shiitakepilze oder schöne frische Pilze aus der Region in Scheibchen
- 1 ½ EL Miso (gerne auch Shiro und Genmai-Miso gemischt)
- 1 Tasse gekochter Reis oder Quinoa (siehe Getreidegrundrezepte ab S. 192)
- Sojasoße (Shoyu) zum Nachwürzen.

188

Das Kombu-Blatt nicht abwischen. Die weißliche Schicht auf dem Tangstück enthält wertvolle Mineralien und viel Aroma. Legen Sie das Blatt in das kalte Wasser, kurz aufkochen, ca. 3 Minuten köcheln lassen, dann aus dem Wasser nehmen und beiseite legen. Die Flamme abstellen, das klein geschnittene Gemüse in den Sud geben und fünf Minuten bei geschlossenem Deckel ziehen lassen. In der Zwischenzeit das Kombu-Blatt in sehr feine Streifen schneiden und in die heiße Brühe geben. Wenn die Temperatur unter 80 Grad gesunken ist, das Miso einrühren (bei höheren Temperaturen werden die wertvollen Enzyme zerstört).

Vor dem Servieren geben Sie einen Esslöffel Reis oder Quinoa in die Tasse, füllen die heiße Suppen darüber und schmecken nach eigenem Gutdünken mit Shoyu ab. Die Suppe ist nicht brühheiß, sondern hat ein mildwarmes Mundgefühl.

Lecker sind auch ein paar Tofuwürfel, die Sie kurz anbraten oder kalt in die Tasse geben, bevor Sie die Suppe einfüllen.

Miso-Suppe hält sich ca. drei Tage in einem geschlossenen Behälter im Kühlschrank. Bitte achten Sie unbedingt darauf, dass Sie sie nicht über 80 Grad erwärmen.

Sie können die Miso-Suppe natürlich mit verschiedenen Gemüsesorten und Meeresgemüse – je nach Jahreszeit und Geschmack – variieren.

Für eine schnelle Hauptmahlzeit
Feine Nudeln (Fadennudeln, Tomoshiraga Somen – lange, sehr dünne japanische Weizennudeln oder Udon-Nudeln) in die fast fertige Suppe geben und ca. 2 Minuten mitgaren lassen.

Mittagstisch

Wir essen viel zu wenig Frischkost. Etwa ein Drittel unserer Nahrung sollte frisch und knackig sein. Damit Obst und Gemüse besser munden, hier ein paar Tipps. Ich selbst esse diese Gerichte (außer dem Bohnensalat) im Übrigen gerne zum Frühstück.

Frisch und roh

Machen Sie mehr Salat, dann reicht die Menge für mehrere Tage.
Richtig durchgezogen, schmecken diese Salate in vielen Fällen noch mal so gut!

Wichtig: Immer gut abdecken bzw. in einer Frischhaltedose lagern.

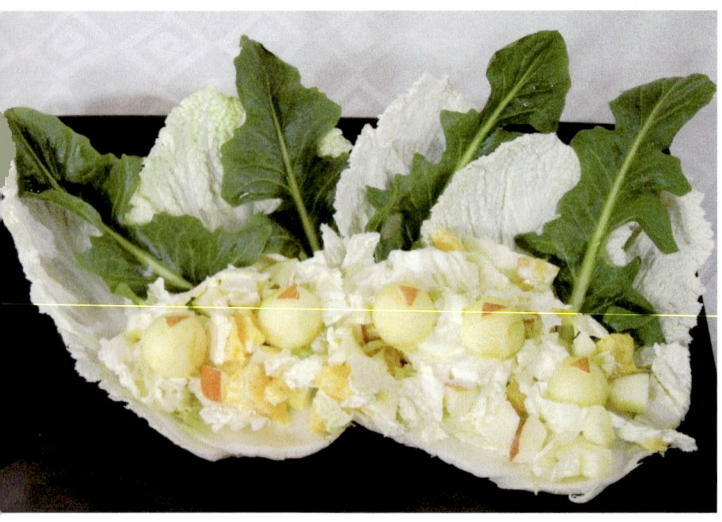

Chinakohl-Fruchtsalat

(ca. 4 kleine Portionen)

– 100 g Chinakohl, fein gehobelt
– ½ Apfel
– 1 kl. saftige Apfelsine
– 3 EL Himbeeressig
– 4 TL Crème fraîche
– 1 Prise Kräutersalz
– etwas frisch gemahlener schwarzer Pfeffer
Alle Zutaten gut vermengen, ziehen lassen – fertig!

Der Klassiker: Apfel-Möhren-Rohkost

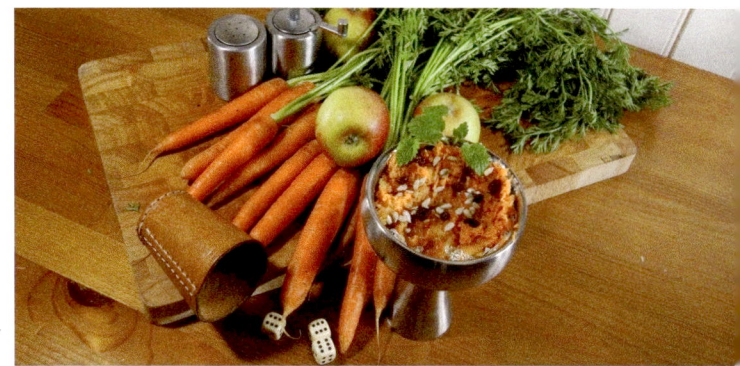

Zwei Drittel Möhren, ein Drittel Äpfel werden gerieben, mit etwas Zitronensaft, einem Hauch Agavendicksaft und Kräutermeersalz abgeschmeckt.
Man kann auch gut auf Salz verzichten und die Rohkost mit etwas mehr Süße «anregen».
Ein leichtes Gericht für zwischendurch oder als Rohkost-Vorspeise.

… mit Sellerie

Das gleiche Rezept kann man auch mit einem Stück Sellerie gestalten.
Pfiffig sind geröstete, warme Walnusshälften, die man vorsichtig unterhebt.

Salat aus zarten Brechbohnen

Dieser Salat ist gut lagerfähig und er schmeckt durchgezogen am besten!

– 500 g frische Bohnen – es gibt sie in Gelb und Grün – waschen, die Enden abschneiden (sehr selten «Fäden» ziehen) und in kochendem Salzwasser ca. 8 bis 10 Minuten kochen (damit wird das eigentlich ungenießbare giftige Eiweiß Phasin zerstört).
Sie sollten eine Bohne kosten, um sicher zu sein, dass sie bissfest ist. Anschließend abschrecken und abtropfen lassen.
– 1 Tomate in Würfel geschnitten
– 1 kleine Zwiebel, sehr fein gewürfelt

- 1 TL Senf
- 1 Schuss Weißweinessig und Olivenöl mit einem Schneebesen
  zu einer sämigen Marinade verrühren
- etwas Kräutersalz und Pfeffer aus der Mühle
- ein Hauch Agavendicksaft oder eine Prise Rohrohrzucker hinzugeben
- abschmecken

Marinade über die warmen Bohnen gießen, die Zwiebeln unterrühren.
Ziehen lassen, bis der Salat abgekühlt ist, dann die Tomatenstückchen vorsichtig unterheben. Petersilie oder Basilikum fein hacken und über den Salat streuen.

Getreidegrundrezepte

Bulgur

Bulgur heißt der vorgekochte Weizen, der ursprünglich als Hauptnahrungsmittel im Vorderen Orient diente. Er ähnelt dem nordafrikanischen Couscous, wird wie Reis verzehrt und ist eine wichtige Zutat für Taboulé. Der Vorteil von Bulgur ist seine einfache Zubereitung – man muss ihn nicht kochen, sondern übergießt ihn nur mit kochend heißem Wasser und lässt ihn 20 bis 30 Minuten quellen.

Bulgur eignet sich hervorragend für eine Diät, da 100 Gramm nur etwa 300 Kalorien haben und das Getreide zudem sehr sättigend ist. Es empfiehlt sich, 200 Gramm Bulgur für zwei Tage im Voraus zuzubereiten – er lässt sich sehr gut in verschließbaren Behältern aufbewahren, zudem spart es Zeit. Wer zur Mittagszeit nicht zu Hause ist, kann das Gericht zur Arbeit, zur Schule oder mit in die Uni mitnehmen.

Taboulé

Taboulé heißt ein sehr beliebter Salat aus der libanesischen Küche. Er ist sehr sättigend, ausgesprochen frisch und wird oft auf den Tisch gebracht. Auch seine Variationen sind so vielseitig wie die Geschmäcker selbst. Ich gebe Ihnen hier ein Grundrezept, das sehr schnell mit der eigenen Fantasie weiterentwickelt werden kann.

Taboulé wird als Vorspeise oder als Zwischenmahlzeit serviert und kommt als handwarme oder kalte Beilage auf den Tisch.

Taboulé kann auch als Hauptspeise angeboten werden, beispielsweise mit gegrilltem Gemüse, Backofenkartoffeln, frischem Fisch oder gegrillten Fleischstückchen.

Taboulé besteht im Wesentlichen aus:
– frischer, glatter Blattpetersilie und
  gekochtem Bulgur (gerne zu gleichen Teilen).
Ferner werden
– gewürfelte Tomaten, Gurken und Zwiebelstückchen untergemischt.
– Ganz wichtig ist ein Schuss Zitronensaft, der mit feinem Meersalz, Pfeffer aus der Mühle und kalt gepresstem Olivenöl sorgfältig verrührt wird.
– Der wirkliche Clou ist die frische Minze, die feingehackt dem Taboulé eine spritzige Note gibt.

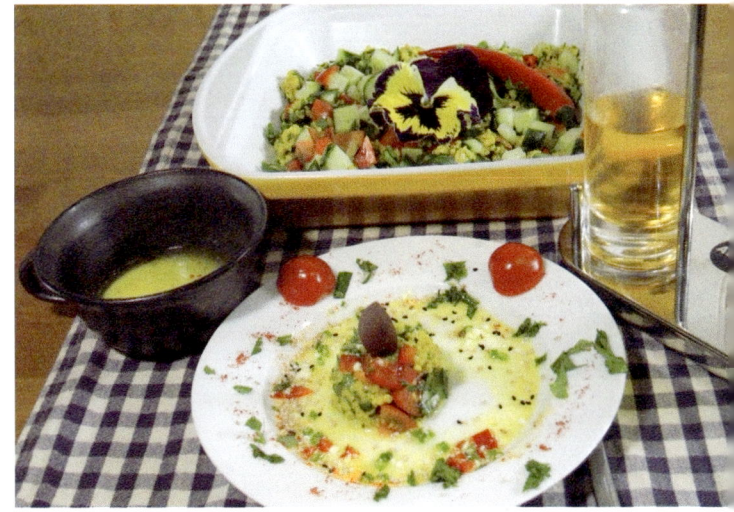

Im orientalischen Raum wird gerne eine kalte Joghurtspeise dazu gereicht.
Den Joghurt kann man nach griechischer oder orientalischer Art herstellen:

Joghurt nach griechischer Art

- ½ Gurke
- 0,5 l Naturjoghurt oder Schafsmilchjoghurt
- 2 Knoblauchzehen, gepresst
- etwas feines Meersalz
- 1 EL Olivenöl

Alles vermischen, gut durchziehen lassen.

Joghurt nach orientalischer Art

- 0,5 l Naturjoghurt
- 1 gute Handvoll frische Minze (z. B. Pfefferminze)
- ½ TL Kreuzkümmel
- ½ TL Korianderpulver
- 2 EL brauner Zucker oder 1 EL Agavendicksaft

Reis

Fast die halbe Weltbevölkerung ernährt sich von Reis. Dabei gibt es so viele Sorten, dass diesem vielseitigen Korn des Rispengrases ganze Bände gewidmet werden. Von den zwei Hauptarten *Oryza sativa* (asiatischer Reis) und *Oryza glaberrima* (afrikanischer Reis) stammen unzählige Sorten in vielen Farbschattierungen und Größen ab.

Es gibt Rundkorn, Langkorn, Mittelkorn, klebende und nicht klebende Sorten, ganze, geschliffene, gepuffte, gemahlene und zu Flocken verarbeitete Reiskörner. Gemessen am Grad seiner Natürlichkeit unterscheidet man nach der Polierung.

– Weißer, polierter Reis hat eine geringere Kochzeit, aber ist von dem wertvollen

Silberhäutchen und damit von vielen Mineral- und Ballaststoffen befreit (Zubereitung: 1 Tasse Reis, 1 Tasse Wasser).
– Brauner Vollkornreis braucht ein bisschen länger und etwas mehr Wasser (Zubereitung: 1 Tasse Reis, 1 ½ Tassen Wasser).

Für *herzhafte Gerichte* geben Sie eine Prise Salz oder würzige Brühe in das kalte Wasser.

Für *orientalische und mediterrane Gerichte* können Sie auch ein Lorbeerblatt, gewürfelte Zwiebeln, getrocknete Tomatenstücke oder exotische Gewürze mitkochen.

Für *süße Reisgerichte* quellen Sie die Körner mindestens eine Stunde vor und kochen sie in klarem, kalten Wasser auf – ohne Salz!

Kochen Sie den Reis immer richtig sprudelnd auf. Schließen Sie sorgfältig den Deckel und stellen Sie die Temperatur Ihres Herds herunter. Gute Töpfe brauchen jetzt gar keine Energie mehr. Nach 20 Minuten ist weißer Reis fertig.

Vollkornreis braucht – je nach Sorte – zwischen 20 und 30 Minuten.

Der Reis ist fertig, wenn sich kleine Garlöcher auf der Oberfläche bilden.
Rühren Sie den Reis mit einem Holzlöffel locker auf.
Wenn Sie ihn jetzt in geölte Schalen füllen, kurz andrücken und auf einen Teller stürzen, erhalten Sie dekorative Reiskugeln/-kegel – eine Freude fürs Auge und für die weitere Gestaltung mit Beilagen.

Schnell, interessant, aber nicht wirklich vollwertig ist *Parboild-Reis*. «Parboiling» ist ein industrielles Verfahren der Reisbehandlung. Rohreis (Paddy-Reis) wird in mehreren Schritten zunächst eingeweicht, dann mit heißem Dampf behandelt, anschließend getrocknet und erst danach geschält und poliert. Viele der im äußeren Silberhäutchen enthaltenen Mineralstoffe werden dabei in das Reiskorn gepresst. Parboiled-Reis wird daher oft als ernährungsphysiologisch wertvoller bezeichnet als geschälter weißer Reis.

Im Vergleich zu Vollkornreis schneidet er aber deutlich schlechter ab. Außerdem ist er ein aufwendig verpacktes Industrieprodukt.

Während des Parboiling-Verfahrens wird gleichzeitig die Oberfläche der Reiskörner durch die enthaltene Stärke verkleistert. Dadurch verringert sich der Anteil an Bruch beim Schleifen der Körner deutlich, außerdem ist der gekochte Reis weniger klebrig. Für bestimmte Gerichte wie Risotto oder Sushi eignet sich Parboiled-Reis aus diesem Grund *nicht*.

Grundsätzlich können Sie Reis immer auf Vorrat kochen, um ihn am nächsten Tag z. B. zu braten, als Auflauf zu gestalten oder als sättigende Grundlage in der heißen Misosuppe zu essen. – Reis ist aber in jedem Fall sehr einfach und schnell gekocht.

Weizen

Der Weizen, den wir heute kennen, unterscheidet sich von frühen Sorten, die irgendwann ursprünglich aus Wildgräsern gezüchtet wurden. Die Zucht suchte nach immer größeren und sichereren Erträgen.

Im biologischen Anbau findet man die Tendenz, eine große Sortenvielfalt zu sichern und alte Sorten zu schützen. Dinkel ist heute schon vielen Verbrauchern bekannt. Dieses Getreide wird heute gerne für «antike Rezepte» empfohlen.

Besser noch, Sie verwenden *Grünkern;* das ist halbreif geernteter und dann über Buchenspänen gedarrter Dinkel, der das gewünschte Raucharoma kräftig in sich trägt. Alternativ können Sie auch etwas geräucherten Schinken oder vegetarisches Räuchertofu in die Getreidemahlzeit geben.

Unbekannter ist *Kamut,* ein großkörniger Urweizen, den man schon lange in Bioläden findet. Kamut soll dieselben Eigenschaften besitzen wie Getreide vor 6.000 Jahren.

Die Zusammensetzung des Hartweizentyps ist kompakter und dichter als bei unserem «Weichweizen»; auffallend der hohe Eiweißgehalt. Der Geschmack ist etwas nussiger. Für die Vollwertküche ist er praktisch, da er – wie südländischer Hartweizen – gute Klebereigenschaften besitzt.

Ein historisches Rezept soll Ihnen den Kamut besonders munden lassen, nämlich «Römischer Puls». Vermutlich gab es zig Varianten, wie dieser Brei zubereitet und weiterverarbeitet werden konnte. Besonders schnell und lecker ist *Puls*, wenn man den Teig an einem Tag als Brei genießt, aber so viel zubereitet, dass man gleich für den kommenden Tag genug für einen Fladen hat. Da der Teig weiter aufquillt, wäre es sehr schwer, ihn als Brei aufzuwärmen. Funde aus der Römerzeit beweisen, dass auch den Römern diese Versuche misslangen.

Römischer Puls

- 1 l Wasser (oder 500 ml Wasser,
  500 ml billiger, herber Weißwein)
- 250 g geschroteter Kamut
  (oder italienischer Hartweizen)
- 10 g Butter
- 3 TL Meersalz, Pfeffer nach Belieben
- 1 gehackte Zwiebel
- 2 gehackte Knoblauchzehen
- 40 – 50 g Räucherschinken
  oder Räuchertofu
- 3 Lorbeerblätter
- 1 TL Kümmel
- frische Thymianblättchen
  nach Belieben

197

Als Brei

Alles vermengen, unter ständigem Rühren aufkochen.

Bei geringer Hitze ca. 5 bis 8 Minuten kochen lassen (je nachdem, wie grob das Korn ist).

Mit *geschlossenem* Deckel etwa 50 Minuten ausquellen lassen.

(Je gröber der Grieß, desto länger sollte der Brei ziehen.)

Als Fladen

Zubereitung wie beim Brei.

Die Menge, die zu Fladen verarbeitet werden soll, nach 30 Minuten aus dem Topf nehmen. In eine geölte Auflaufform geben, mit einem Leinentuch abdecken und mind. ½ Stunden ausquellen lassen.

Es empfiehlt sich, bei der Herstellung von Puls eine Menge für zwei Tage zu kochen. Während man am ersten Tag den Brei genießt, muss man den gründlich gequollenen Teig am kommenden Tag nur noch kurz fertig backen.

Ausbacken bei 160° C im Umluftbackofen.

Den Fladen kann man nach Herzenslust belegen und genießen!

Hartweizen-Teigvarianten

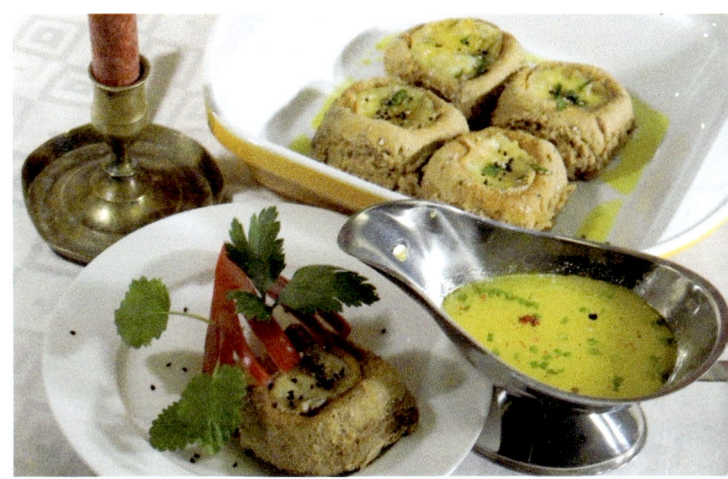

- 200 g Hartweizen, möglichst fein gemahlen
- ½ Würfel Hefe
- 30 g getrocknete Tomaten in Öl,
  sehr fein gehackt
- 1 kleine Zwiebel, sehr fein gehackt
- 0,2 l Wasser
- 3 TL körnige Brühe
- 10 g getrocknete Steinpilze, Parasolpilze
  o. a. Pilze mit kräftigem Aroma
- 14 kleine Scheiben Raclette-Käse

Zerhacken Sie die Pilze zu winzigen Stückchen, übergießen Sie diese
mit so viel Wasser, dass sie gerade bedeckt sind.
Mindestens 15 Minuten ziehen lassen.

Hartweizen mit der Hefe vermischen und das Wasser langsam hinzugeben.
Der Teig muss sehr lange geknetet werden.
Weichweizen wird im Vergleich schnell zu einer knetbaren Teigmasse. Hartweizenmehl
krümelt recht lange, bevor sich Mehl und Wasser endgültig verbinden. Lassen Sie den
Hartweizenteig mindestens zweimal gründlich gehen.
Geben Sie beim zweiten Knetvorgang die Tomaten hinzu.
Gießen Sie überschüssiges Wasser von den Pilzen und mengen Sie diese auch unter.
Die Brühe geben Sie hinzu, wenn der Teig ein zweites Mal aufgegangen ist.
Kneten Sie den Teig noch einmal gründlich durch.

Lecker als Proviant

Formen Sie eine ca. 3 cm dicke Rolle, die Sie in 14 Stücke teilen.
Die Stücke formen Sie zu kleinen Körbchen, die Sie mit dem Raclette-Käse füllen.
Ca. 15 Minuten bei 175° C (Umluft) backen.
Schmeckt sehr gut auch als leckerer Proviant.

Alternativ können Sie auch eine große «Form» aus dem Teig kneten und diese füllen.

Selbst genudelt

(für 3 Personen)

- 500 g Hartweizen, frisch gemahlen (alternativ Kamut)
- 250 g Wasser
- Salz, etwas Olivenöl

Alles zu einem flexiblen, gummiartigen Teig verrühren, diesen dünn ausrollen und in feine Stifte schneiden oder durch eine Nudelmaschine in die gewünschte Form bringen. Fertige rohe Nudeln auf ein mit Mehl bestäubtes Brett verteilen, antrocknen lassen. Anschließend ca. 2 bis 3 Minuten in kochendem Salzwasser garen – nicht abschrecken. Wer dreimal geübt hat, ist gut und schneller als manche, die mit Trockenspaghetti an der Kasse im Supermarkt warten müssen.

Hirse

Die sehr kieselsäurehaltige Hirse enthält viele Mineralstoffe und Spurenelemente und hat einen festen Platz in der Vollwertküche. Der hohe Beitrag an Silizium, der in dem kleinen Getreidekorn steckt, wirkt sich äußerst positiv auf die Schönheit der Haare und Fingernägel aus und sorgt für ein gesundes Hautbild.

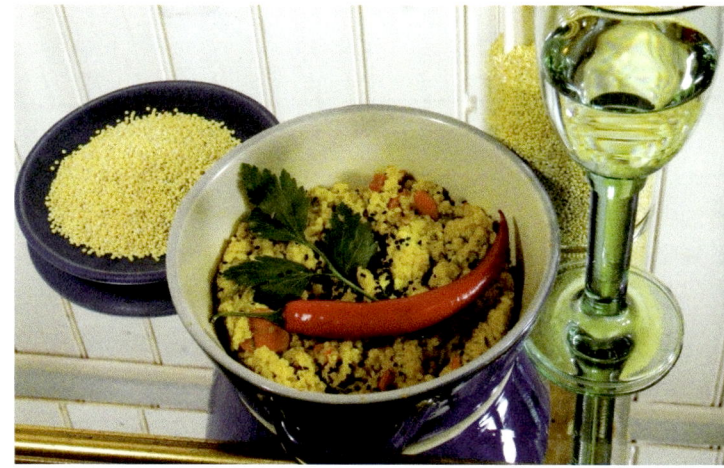

Ganz wichtig: Hirse gehört zu den Basen bildenden Getreidesorten.
Außerdem ist Hirse glutenfrei und damit auch für Menschen mit Zöliakie verträglich.

Hirse gibt es in verschiedenen Größen – von ganz feinen Körnern bis hin zu recht groben, fast «sandigen» Sorten.

Der Spielraum in der Küche reicht von herzhaft bis süß. Hirse kann sehr gut als warme Beilage gegessen werden, ist aber auch kalt sehr vielseitig zu variieren. Probieren Sie doch mal ein *Taboulé* mit Hirse.

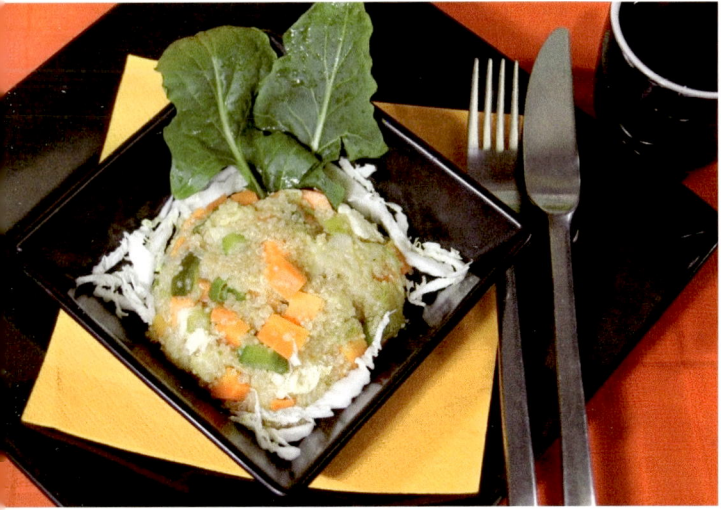

Quinoa / Quinoa-Gemüseterrine

– 80 – 100 g Quinoa (auch Inkareis genannt)
– 100 g Chinakohl, fein gehobelt
– 80 g Möhre, in feine Scheiben geschnitten
– 30 g Lauch (1/3 kl. Stange)
  in zarte Ringe geschnitten
– ¼ l Wasser
– 2 TL körnige Brühe
– 0,2 l milder, weißer Landwein
– 1 TL Garam masala, indische Gewürz-
  mischung (auf Wunsch),
  sonst eine Prise Muskat

Kaltes Wasser mit dem Wein, der Brühe und Garam masala vermischen,
Quinoa einrühren, Gemüsestückchen auflegen und bei geschlossenem Deckel kurz
aufkochen. Die Hitze abstellen und etwa 20 Minuten gut ausquellen lassen.

Eintöpfe mit Fleisch

Huhn in Kokosmilch

Dieses Rezept wird von Asiaten meist mit Kokosmilch aus der Dose empfohlen. Der
Naturkosthandel bietet Kokosmilch im Tetrapak. In beiden Fällen handelt es sich um
eine Konserve, konventionell oft mit unerwünschten Zusätzen. Auch die Rodung des
Regenwalds in Zusammenhang mit Kokosplantagen ist hier zu bedenken.

Wollen wir das authentische Produkt, können wir Kokosmilch auch selbst herstellen. Dies gelingt sowohl mit frischem Kokosnussfleisch als auch mit getrockneten Kokosraspeln. Kokosmilch wird aus dem ausgedrückten Fruchtfleisch der Kokosnuss gewonnen.

- 1 kg Hühnerfleisch (mit oder ohne Knochen)
- 500 ml Kokosmilch, 100 ml Wasser
- 800 g geschälte und gewürfelte Kartoffeln
  (oder anderes Gemüse wie Möhren,
  grüne Bohnen, etwas Sellerie
  oder alles gemischt)
- 1 mittelgroße Zwiebel, sehr fein gehackt
- 1 kleines Stück Ingwer, sehr fein gehackt
  (Menge bestimmt die Schärfe des Gerichts)
- 2 Tomaten, gewürfelt
- 4 Lorbeerblätter (gerne frisch vom Strauch)
- 3 TL Salz, 1 TL schwarzer Pfeffer aus der Mühle
- 3 TL Rohrohrzucker
- 1 EL körnige Brühe
- 5 gestr. EL gutes Currypulver

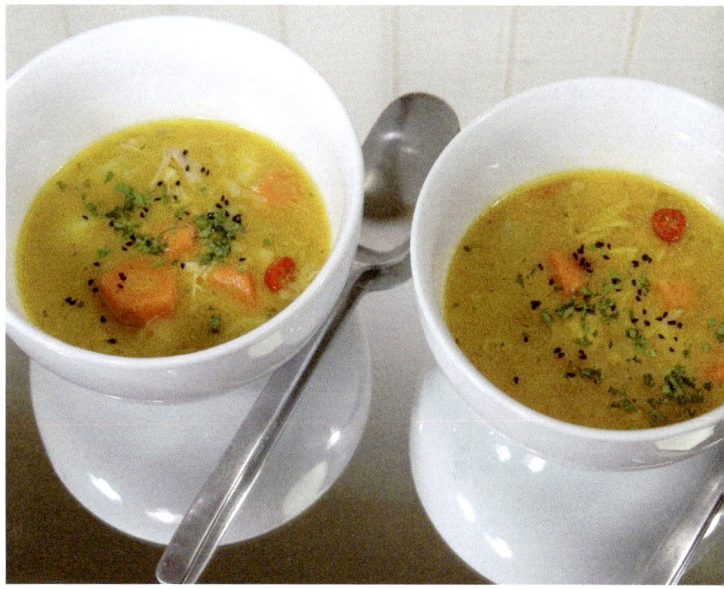

Zwiebeln in einem Topf im Öl glasig braten, Ingwer und Salz hinzugeben, ca. 2 Minuten mitbraten, Tomatenstücke hinzugeben und weitere 2 Minuten bei mittlerer Hitze braten. Hühnerfleisch, Wasser, Lorbeerblätter dazugeben, mit geschlossenem Deckel kochen. Wenn das Hühnerfleisch weiß und halbgar ist, das Gemüse, die Kokosmilch und das Currypulver hinzufügen.
Gut verrühren und weiterkochen. Nach ca. 20 Minuten den Garzustand überprüfen, mit Brühe, Zucker und Pfeffer abschmecken.

Rote Bohnensuppe Condé

Die rote Bohnensuppe nach Condé ist eine sämige Suppe, auch Püree-Suppe genannt.
Diese Suppe schmeckt am besten, wenn sie im großen Topf gekocht wird.
Man kann sie gut einfrieren und hat auf diese Weise einen Tag Kochkunst gespart.

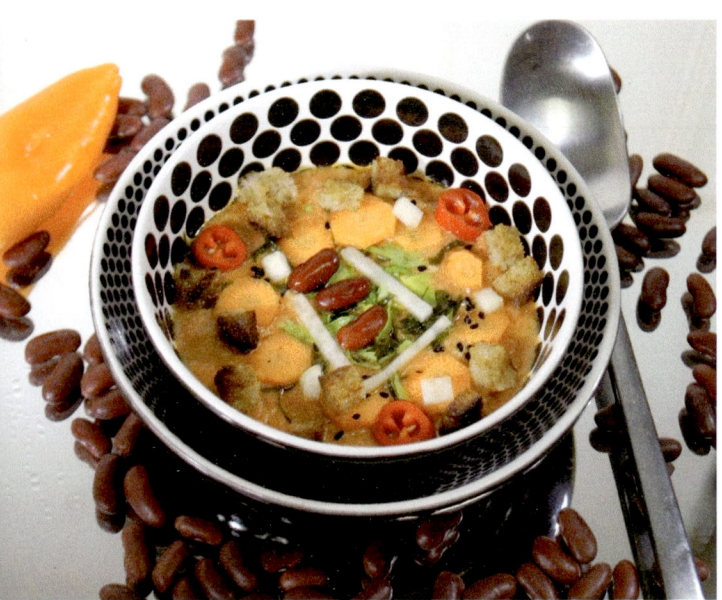

(Zutaten für ca. 10 Portionen)

Grundlage:
– *Mirepoix:* Der Herzog von Mirepoix (1699 – 1757) gab diesem Potpourri den Namen.

… *ohne Fleisch*
– 300 g gewürfeltes Gemüse: Möhre, Petersilienwurzel, Sellerie, Zwiebel (ca. 2 cm)
– frische Gartenkräuter: Thymian, Oregano, Liebstöckel, Petersilie, fein gehackt
– 3 Lorbeerblätter (möglichst frisch)

… mit Fleisch (Originalrezept)
– 200 g durchwachsener Speck, gewürfelt

Alle Zutaten in einer Pfanne goldbraun braten.
Wenn keine Speckwürfel gewünscht sind, wird etwas Butter zum Anschwitzen der Gemüsewürfel genommen.
Die Gewürze kurz vor Ende des Bratens in die Mischung geben.

- ¼ l halbtrockener Rotwein zum Ablöschen
- 400 g rote Bohnen über Nacht einweichen
  (alternativ rote Bohnen in Dosen aus dem Bioladen = ohne Zuckerzusatz!)
- geschälte Kartoffeln und die weichen Bohnen in ca. 3 l kaltem Wasser aufkochen
  (Vorsicht, schäumt auf!)
  Schaum mit der Kelle abnehmen, auf geringer Temperatur ca. 1 Stunde
  mit geschlossenem Deckel kochen
- etwa 5 EL würzige Brühe, klare Suppe (ohne Glutamat)

Wenn die Bohnen und Kartoffeln weich sind, alles sämig pürieren.
Mirepoix einrühren, ca. 10 Minuten ziehen lassen – fertig.
Mit frisch gerösteten Brot-Croûtons garnieren und etwas frisch gehackter Petersilie servieren.

Eintöpfe ohne Fleisch

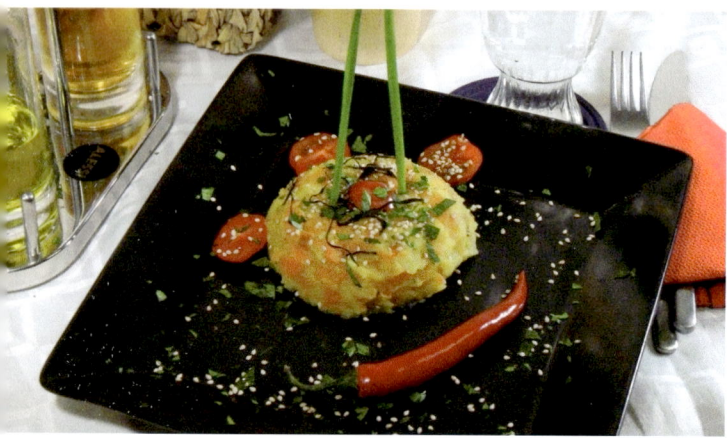

Möhren-Kartoffel-Eintopf mit Röstzwiebeln und Gouda oder Schafskäse

- 700 g Kartoffeln mit Schale, mehlig kochend
- 300 g Möhren, geschrubbt, in kleine Würfel geschnitten
- 1 EL körnige Brühe, 1 Prise frisch gemahlenen Pfeffer
- 1 Lorbeerblatt
- 1 EL Butter

Ca. ½ Stunde köcheln, bis die Gemüsewürfel weich sind.
Eine Kelle abschöpfen, den Rest mit einem Stampfer zermusen.
Die Gemüsewürfel, Röstzwiebeln nach Geschmack und geriebenen Gouda bzw. zerquetschte Schafskäsestückchen unterrühren.

Linseneintopf mit Quinoa

- 200 g getrocknete Linsen
- 4 Kartoffeln
- 2 Karotten
- 1 Stange Lauch
- Meersalz und Pfeffer aus der Mühle
- 2 EL Liebstöckel, frisch gehackt
- 1 EL gekörnte Brühe
- 100 g Quinoa
- 1 EL Butter

Die Linsen mit *kaltem* Wasser aufsetzen und ½ Stunde kochen.

Dann das Quinoa, die gewürfelten Kartoffeln, Karotten und den fein geschnittenen Lauch dazugeben.

Mit Salz, Pfeffer und gekörnter Brühe würzen und den klein geschnittenen Liebstöckel dazugeben.

Alles zusammen nochmals ca. ½ bis ¾ Stunde auf kleiner Stufe kochen lassen.

Warm und kalt

Die nachfolgenden Speisen können Sie direkt nach der Zubereitung warm genießen oder Sie können sie in Ruhe vorbereiten und später, ohne weitere Arbeit, kalt servieren. Sie schmecken immer gut, auch als entspannende Abendmahlzeit bei Kerzenschein.

Avocado-Bulgur-Salat

(2 Portionen)

- 4 leicht geh. EL
  vom zuvor zubereiteten Bulgur
- 1 Avocado
- 2 aromatische Tomaten
- 1 kl. Stück Schlangengurke
- 1 geraspelte Möhre
- 1 TL Naturjoghurt
- 1 EL Apfelessig
- 1 EL Olivenöl (extranativ)
- Oliven nach Geschmack
- 1 kl. Stück junger Gouda, fein gewürfelt
  (der Käse wird sehr weich und sämig –
  wer das nicht mag, sollte auf Käse verzichten)
- etwas Kräutersalz oder körnige Brühe,
  frisch gemahlener Pfeffer

Sie können den Salat variieren, indem Sie andere frische Gemüsesorten verwenden oder Blattsalate untermischen.

Sie können alternativ auch Hirse oder Couscous kochen und als Getreidebeilage nehmen. Dieser Salat lässt sich sehr gut in Behältern als Pausensnack mitnehmen.

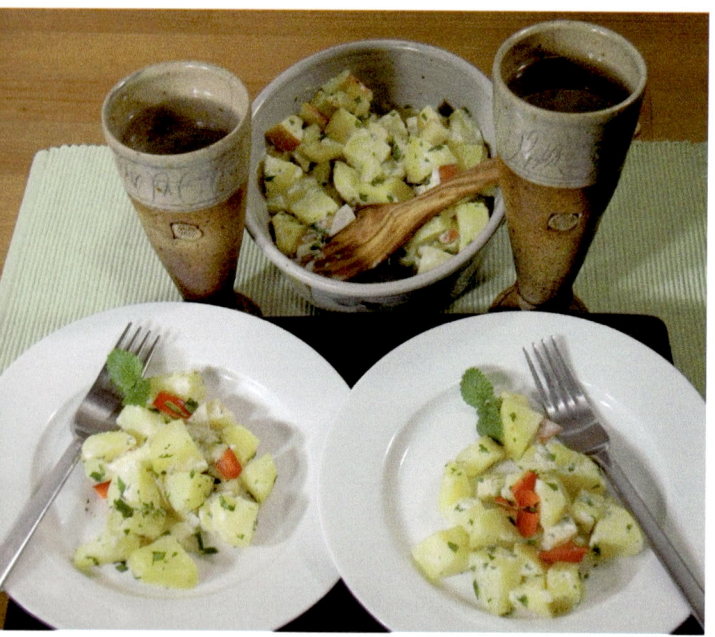

Lauwarmer Kartoffelsalat mit sauren Apfelstückchen

– 1 kg festkochende Bio-Kartoffeln
  (konventionelle Kartoffeln sind häufig chemisch behandelt)
– 1 mittelgroße rote Zwiebel,
  sehr fein gewürfelt
– 1 mittelgroße saure Gurke,
  in feine Scheiben geschnitten
– 4 EL Petersilie, fein gehackt
– 1 großer saftig-saurer Apfel,
  mit der Schale in Würfel geschnitten
– 400 ml Mayonnaise (Rezept auf S. 213 f.)
– feines Kräutermeersalz (Rezept auf S. 216 f.)
– Pfeffer aus der Mühle

Kartoffeln in der Schale 20 Minuten garen, anschließend pellen und etwas größer als die Apfelstückchen würfeln.

Zügig die Zwiebeln und den Apfel in die dampfenden Kartoffeln geben und die Mayonnaise vorsichtig unterheben.

Alles abdecken, ca. 20 Minuten ziehen lassen, die Gurke und die Petersilie erst kurz vor dem Servieren hinzugeben, abschmecken.

Was man immer brauchen kann

Gewürzmischungen und würzende Zutaten

Manchmal empfehle ich fertige Gewürzmischungen. Es handelt sich in der Regel um traditionelle Mischungen aus Indien bzw. dem asiatischen Raum. Man kann sich natürlich seine Würzmischung auch selbst kreieren. Da man dazu sehr viele Einzelgewürze braucht, müsste man jedoch recht große Mengen einer Mischung herstellen. Einfacher ist es daher, bereits fertige Mischungen zu kaufen. Achten Sie auf eine aromadichte Verpackung. Da diese Mischungen meist fein vermahlen sind, verblassen sie sonst enorm schnell. Achten Sie weiterhin auf die Reinheit der Zutaten. Auf keinen Fall sollten Glutamat (Geschmacksverstärker) oder künstliche Aromen in der Würzmischung enthalten sein.

Garam masala

Das Gewürz stammt aus Indien, der Begriff aus dem Hindi: *Garam masala* heißt übersetzt in etwa «heißes Gewürz». Gemeint ist, dass den einzelnen Gewürzen in der ayurvedischen Heilkunde die Durchwärmung des Körpers zugesprochen wird. Die meist feinen Pulver erhalten in unterschiedlichen Mengen
- schwarzen Kardamom
- Zimt
- Gewürznelken
- schwarzen Pfeffer
- Kreuzkümmel
- und oft noch viele andere «geheime» Zutaten
  (grünen Kardamom, Fenchel, Knoblauchpulver, Chili u. a.).

Sie werden beim Probieren feststellen, dass auch Sie sehr schnell besondere Vorlieben entwickeln werden.

Sollten Sie Ihr eigenes Garam masala zubereiten, nehmen Sie unzerkleinerte Gewürze. Diese werden in einer trockenen Pfanne vorsichtig erhitzt und anschließend im Mörser (oder einer Getreidequetsche) fein zerstoßen, bis Sie ein braunes Pulver erhalten.

Garam masala wird traditionell für Fleisch und Getreidegerichte und eher sparsam verwendet.

Tandoori masala

Dieses Gewürz wird traditionell gerne für Fleisch verwendet, das großzügig mit der rot färbenden Mischung eingerieben wird.

Sie können sich Ihr Tandoori Masala auch selbst mischen und dabei die feinen Nuancen des Geschmacks bestimmen:

- 1 TL Rosenpaprika
- 1 TL getrocknete, gemahlene Chilischoten
- 1 Msp. Safran
- 1 Msp. Knoblauchgranulat
- 1 Msp. Ingwerpulver
- 1 TL Garam masala oder Garam masala-Basismischung
- 1/3 TL Bockshornklee
- 1/3 TL Korianderkörner
- 1/3 TL Kreuzkümmel
- 1/3 TL Samen aus einer Kardamomkapsel
- 1 Prise Salz

Bockshornklee, Kardamomkernchen, Koriandersamen, Kreuzkümmel und Chilischoten in einer trockenen Pfanne kurz und vorsichtig erhitzen, bis sie duften. Dann in einem Mörser, einer Kaffeemühle oder einer Flockenquetsche zerkleinern. Mit den anderen Zutaten vermischen und in eine luftdichte Dose geben.

Zur Anwendung
– Vermischen Sie die gewünschte Menge Würzpulver mit Olivenöl zu einer Paste, mit der Sie Fleisch oder Tofu vor dem Braten/Grillen bestreichen.
– Vermischen Sie die Würzpaste mit Naturjoghurt und ein paar Tropfen Zitronensaft zu einem würzigen Dip.

Kokosmilch

(ca. 500 – 600 ml)

1 Kokosnuss im vorgeheizten Backofen bei mittlerer Hitze auf dem Gitter erwärmen, bis die Nuss Sprünge bekommt.
(Stellen Sie eine Backform unter die Nuss, um auslaufendes Kokoswasser aufzufangen.)
Unter leichten Hammerschlägen zerspringt die Schale in glatte Teile, und das Frucht-fleisch lässt sich leicht von der Schale lösen. (Ist dies nicht der Fall, dann mit einem Messer nachhelfen.)
Die braune Haut vom Fruchtfleisch abtrennen.
Nun das Fruchtfleisch mit dem Mixer, einer Gemüseraspel oder einer Reibe in feine Raspel zerkleinern.
¼ Liter Wasser aufkochen, über die Raspeln gießen, ziehen und erkalten lassen.
(Sie können die Dicke der Kokosmilch mit der Wassermenge regulieren.)
Ein großes Sieb mit einem Leinenhandtuch auslegen.
Das Sieb über eine Schüssel hängen. Kokosbrei hineingeben und abtropfen lassen.

Anschließend das Tuch fest auswringen, bis die Masse trocken ist.
Am einfachsten geht das, wenn man kleine Portionen ins Küchenhandtuch gibt.
Sie können den Vorgang wiederholen, bekommen aber deutlich dünnere Milch.

Kokossahne erhalten Sie, wenn Sie die Kokosmilch für ein paar Stunden in den Kühlschrank stellen. Die Sahne setzt sich ab, darunter bleibt eine dünne Kokosmilch-schicht.

Kokosmilch aus getrockneten Kokosflocken

- 1 Tasse Kokosflocken (ungesüßt!)
- 2 Tassen kochendes Wasser
  (das Verhältnis von Kokosflocken zu Wasser beträgt 2 : 3)

400 ml Kokosflocken ergeben ca. 550 – 600 ml Kokosmilch.
Gleiche Vorgehensweise wie bei frischem Fruchtfleisch.
Um sich die Herstellung von Kokosmilch zu ersparen, können Sie Kokosmilch portionsweise einfrieren. Sie ist dann monatelang haltbar.

Aioli – Würziger Knoblauchdip

Die klassische Aioli wird ausschließlich aus Knoblauch, Öl und zum Würzen ein wenig Salz gemacht.

- ½ bis 1 Knolle Knoblauch (ca. 6 bis 12 Knoblauchzehen)
- 50 – 150 ml kalt gepresstes, hochwertiges Olivenöl
- etwas Salz

Die Knoblauchzehen bringen das Öl zum Emulgieren, darum ist sehr viel Knoblauch notwendig.

Den enthäuteten Knoblauch in winzige Stückchen zerhacken (Wiegemesser, gutes Küchenmesser).

In einem Mörser werden die Stückchen zu einem weichen, gleichmäßigen Brei zermust.

Tropfenweise das Olivenöl hinzufügen und weiterstampfen, rühren und drücken.

Ganz vorsichtig immer mehr Öl einarbeiten, bis eine helle Emulsion entstanden ist. Erst wenn alles Öl verarbeitet ist und die Masse eine pastöse Konsistenz hat, ist die Aioli fertig.

Mit etwas Salz abschmecken, evtl. ein paar Zitronensafttropfen hinzugeben.

Sehr stark und ordentlich scharf schmeckt dieser Dip!

Aioli-Mayonnaise mild

Eigelb wirkt als Emulgator, deshalb sind nur so viele Knoblauchzehen nötig wie gewünscht. Alle Zutaten müssen zimmerwarm sein und dürfen auf keinen Fall direkt aus dem Kühlschrank kommen. – Eine Aioli mit Eigelb kann mit der Gabel oder mit dem Mixer gerührt werden.

- 1 Eigelb
- 2 – 4 Knoblauchzehen (nach Geschmack)
- 150 – 200 ml kalt gepresstes, hochwertiges Olivenöl
  (Die Ölmenge kann etwas variieren, je nachdem, wie groß das Eigelb ist)
- ½ TL Salz

Auf Wunsch:
- ½ TL Essig (erleichtert das Emulgieren)
- Pfeffer/Chiliflocken/Kräuter

Eigelb und Eiweiß trennen. (Das Eiweiß wird für dieses Rezept nicht gebraucht!)
Auf Wunsch jetzt den halben Teelöffel Essig hinzugeben und alles zu einer homogenen Masse verrühren.
Tropfenweise – ganz vorsichtig und langsam – das Öl hinzugeben und schnell und regelmäßig rühren (Mixer auf kleiner Stufe).

Wichtig: Das Öl *ganz langsam* einrühren.

Erst wenn eine kleine Menge Öl völlig eingerührt ist, die nächste kleine Menge auf die Masse geben und weiterrühren, bis die Aioli eine zähe Konsistenz hat.
Je nach Geschmack wird jetzt Knoblauch untergehoben, wahlweise zerschnitten, mit dem Messer zerdrückt, zermörsert oder durch eine Presse gequetscht.
Alle anderen Zutaten können je nach Geschmack hinzugegeben werden, obwohl Sie nun das klassische Terrain verlassen.

Achtung!
Zubereitungen mit rohem Eigelb sollte man bis zum Verzehr gut kühlen (6° C) und innerhalb eines Tages aufessen. Die Reste nicht aufbewahren.

Mayonnaise

Eine gute Mayonnaise entsteht nach dem gleichen Rezept – nur ohne Knoblauch.

Zaziki

Wichtig für einen guten Zaziki sind der hohe Fettanteil in Quark und Joghurt, ein satter Schuss hervorragendes Olivenöl und *viel* Knoblauch.

Wichtig ist außerdem, dass Sie den Zaziki lange durchziehen lassen (gut abdecken, der Kühlschrank duftet sonst nach Knoblauch).

(Zutaten für 5 Portionen)

– 250 g Quark (40 Prozent)
– 500 g griechischer Joghurt (10 Prozent Fett!)
  Kompromiss: Demeter-Joghurt mit mind. 3,5 Prozent natürlichem Fettgehalt
– 1 Stück Bio-Schlangengurke oder eine kleine Gartengurke,
  mit der Schale fein raspeln und mit 1 Prise Atlantik-Meersalz bestreuen
– ½ Stunden ziehen lassen, Gurkenwasser abschütten
– mind. 5 Knoblauchzehen
– gutes Olivenöl

Die Gurke mit der Schale fein raspeln, salzen und mindestens ½ Stunde durchziehen lassen. Ausgetretenes Gurkenwasser abgießen und etwas Saft auffangen, fest ausdrücken – die Gurkenraspel müssen fast trocken sein.
Knoblauch mit dem Messer zerdrücken und sehr fein hacken oder durch die Quetsche drücken.
Joghurt und Quark unterrühren.
Mit Salz abschmecken. Die Dosierung der Salzmenge ist schwierig. Am besten nach dem Ziehen noch einmal kontrollieren und evtl. nachsalzen.
Keine Angst vor zu viel Knoblauch! Vier Zehen riechen genauso wie zehn Zehen – also, wenn schon, denn schon.

Knoblauchsalz

Knoblauchknollen in Zehen teilen. Fünf Zehen in ein verschließbares Glas geben (Marmeladenglas, kleines Weckglas o. Ä.).
Frischen Knoblauch kann man mit Haut verwenden.
Die Zehen mit einer Schicht Salz restlos bedecken.
Wieder fünf Zehen auf die Salzschicht legen.
Den Vorgang wiederholen, bis das Glas voll ist oder bis alle Zehen unter Salz begraben sind. Die letzte Schicht sollte Salz sein.
Das Glas gut verschließen und eine Woche ruhen lassen. Fertig!
Die Zehen bleiben während des Gebrauchs im Glas bzw. werden, wenn nötig, herausgenommen und mitgekocht (Vorsicht: salzig!).

Kräutersalz

Frische Kräuter – hier kann man seine Vorlieben ausleben! – ganz fein zerhacken, auf Papier trocknen lassen und mit dem Salz vermischen. So einfach geht das!

Zitronen in Meersalz

Ein Glas mit Schraubdeckel oder ein Glas mit Gummiring und Schnappverschluss (ca. 1,4 l Inhalt) sterilisieren.
Zitronen waschen und sorgfältig trocknen. Zitronen vierteln und im Wechsel mit Meersalz in das sterilisierte Glas aufschichten.
Zitronensaft über die Zitronen gießen und das Glas fest verschließen.
Einmal schütteln.
Gut darauf achten, dass die Zitronen komplett mit Zitronensaft bedeckt sind.
Zitronen bei Zimmertemperatur eine Woche stehen lassen, dabei das geschlossene Glas jeden Tag einmal schütteln, damit sich das Salz und der Zitronensaft gut vermengen.
Sieben Tage die komplett bedeckten Zitronen im Kühlschrank reifen lassen.
Die Zitronen halten sich im Kühlschrank vier bis fünf Monate.
Wer möchte, kann noch etwas Olivenöl zugeben.

Getränke

Gerstenwasser – Barley Water

- 100 g Gerstenkörner mit
- 2 l Wasser über Nacht einweichen, mit
- 2 Feigen, 1 Zimtstange und 2 Nelken, im Winter einem Stückchen Ingwer

Eine Stunde köcheln lassen und anschließend eine weitere Stunde ausquellen lassen.
Mit etwas Honig, Agaven- oder Birnendicksaft süßen.
Durch ein mit einem Moltontuch ausgekleidetes Sieb gießen und kalt stellen.
Zum Frühstück trinken.

Airan

1 Becher Joghurt mit der gleichen Menge Wasser vermischen,
eine Prise Meersalz hinzufügen – einfach und erfrischend!

Die indische Variante des Joghurtgetränks ist *Lassi*. Es gibt unzählige Varianten. Hier eine ganz einfache, die man mit frisch pürierten Früchten verfeinern und verändern kann. Viel Spaß!

Wer es exotisch mag, verfeinert mit:
- ¼ TL Kreuzkümmel, gemahlen
- ¼ Bund Minze
- etwas flüssigem Honig. – Alles mit dem Mixstab fein püriert. Lecker!

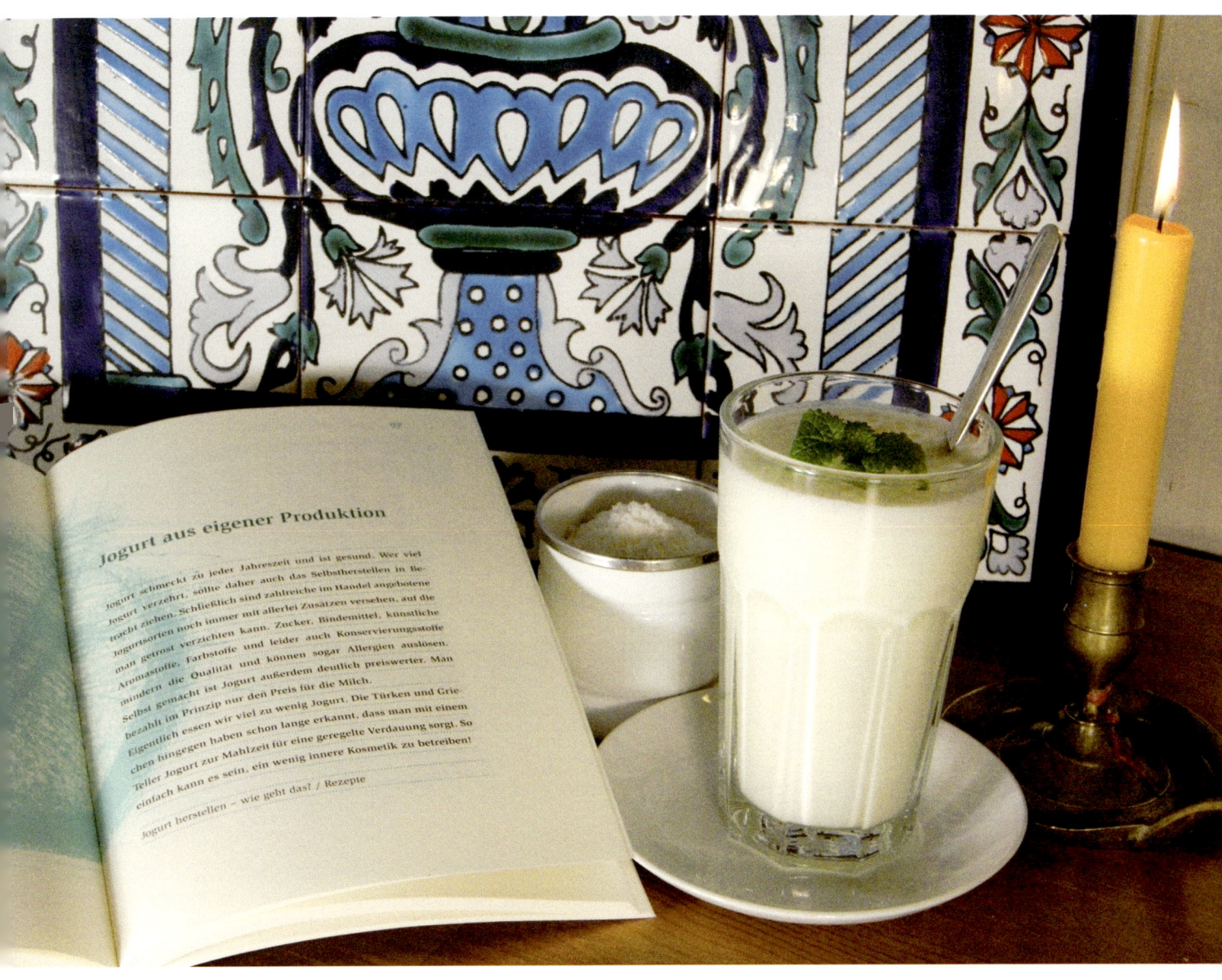

Jogurt aus eigener Produktion

Jogurt schmeckt zu jeder Jahreszeit und ist gesund. Wer viel Jogurt verzehrt, sollte daher auch das Selbstherstellen in Betracht ziehen. Schließlich sind zahlreiche im Handel angebotene Jogurtsorten noch immer mit allerlei Zusätzen versehen, auf die man getrost verzichten kann. Zucker, Bindemittel, künstliche Aromastoffe, Farbstoffe und leider auch Konservierungsstoffe mindern die Qualität und können sogar Allergien auslösen. Selbst gemacht ist Jogurt außerdem deutlich preiswerter. Man bezahlt im Prinzip nur den Preis für die Milch. Eigentlich essen wir viel zu wenig Jogurt. Die Türken und Griechen hingegen haben schon lange erkannt, dass man mit einem Teller Jogurt zur Mahlzeit für eine geregelte Verdauung sorgt. So einfach kann es sein, ein wenig innere Kosmetik zu betreiben!

Jogurt herstellen – wie geht das? / Rezepte

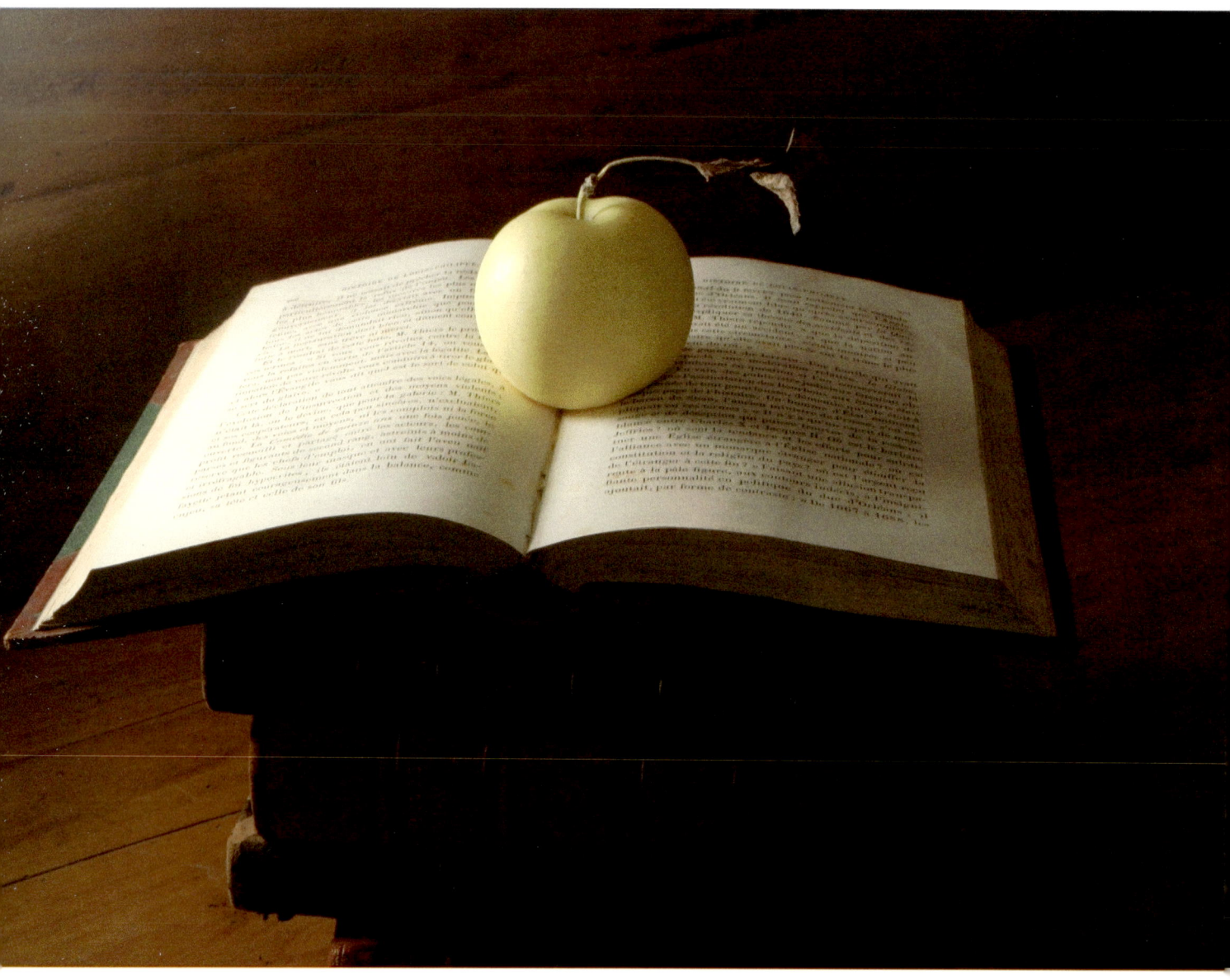

Literatur

Adam, Olaf: *Diät und Rat bei Rheuma und Osteoporose: Erfolgreiche Behandlung nach internationalen Studien. Hilfe zur Selbsthilfe gegen Entzündung und Schmerz. Ein praxisorientierter Leitfaden*, Weil der Stadt 2002.

Adorno, Theodor W.: «Fernsehen als Ideologie» (1953), in: Ders., *Eingriffe*, Frankfurt a. M. 1963, S. 83 – 84.

Marcus Gavius Apicius: *De re coquinaria. Über die Kochkunst.*, Hrsg., übers. und komment. von Robert Maier, Ditzingen, o. J.

Barlösius, Eva: *Soziologie des Essens. Eine sozial- und kulturwissenschaftliche Einführung in die Ernährungsforschung*, Weinheim/München 1999.

Blumer-Onofri, Florian: *Die Elektrifizierung des dörflichen Alltags. Eine Oral-History-Studie zur sozialen Rezeption der Elektrotechnik im Baselgebiet zwischen 1900 und 1960,* (Quellen und Forschungen 48), Liestal 1993.

Cohen, Mark Nathan: *The Food Crisis in Prehistory. Overpopulation and the Origins of Agriculture*, New Haven/London 1977.

Elias, Norbert: *Über den Prozess der Zivilisation. Soziologische und psychologische Untersuchungen. Erster Band: Wandlungen des Verhaltens in den weltlichen Oberschichten des Abendlandes*, Frankfurt a. M. 1997.

Feldmann, Werner; Peschke, Hans-Peter: *Kochbuch der alten Römer*, Mannheim 2003.

Fischer, K.: *Analyse der Ernährungssituation in Bayern auf der Grundlage der Nationalen Verzehrsstudie (1985 – 1989) und der Bayerischen Verzehrsstudie (1995); Studien zur Haushaltsökonomie, Band 20*, Frankfurt a. M. 1999.

Fischer-Rizzi, Susanne: *Poesie der Düfte*, Oy-Mittelberg 1989.

Foede, Petra: *Wie Bismarck auf den Hering kam. Kulinarische Legenden*, Zürich 2009.

Friedrich der Große: *Kulinarische Epistel*, aus dem Französischen im Versmaß des Originals übertragen von Alfred Richard Meyer. *An Noël von Périgieux, den ersten Hofküchenmeister.* Zitiert nach einem Privatdruck, Berlin 1921.

Fromm, Erich: *Haben oder Sein*, Stuttgart 1976.

Habermehl, Gerhard G.; Hammann, Peter E.; Krebs, Hans C.; Ternes, W.: *Naturstoffchemie: Eine Einführung*, Berlin 2008.

Hauschka, Rudolf: *Ernährungslehre. Zum Verständnis der Physiologie der Verdauung und der ponderablen und imponderablen Qualitäten der Nahrungsstoffe*, Vittorio Klostermann, Frankfurt a. M. 1999.

Hirschfelder, Gunther: *Europäische Esskultur. Geschichte der Ernährung von der Steinzeit bis heute*, Frankfurt a. M. 2001.

Historisches Museum Frankfurt a. M./Katalog: *Frauenalltag und Frauenbewegung: 1890 – 1980*, Basel, Frankfurt a. M. 1981.

Knigge, Adolph Freiherr: *Über den Umgang mit Menschen*, Ditzingen 2002.

Der Koran, Übersetzt von Rudi Paret, Stuttgart 2010.

Kornmayer, Evert: *Keltisches Kochbuch. Eine Sammlung keltischer Speisen auf Basis archäologischer Erkenntnisse und historischer Quellen*, Rödermark 2008.

Kühn, Elise: *Grundzüge der Haushaltungslehre*, Leipzig 1912.

Kundera, Milan: *Die unerträgliche Leichtigkeit des Seins*, Frankfurt a. M. 1987.

Malinowski, Bronisław Kasper: *Argonauten des westlichen Pazifik*, Magdeburg 2007.

Neill, Alexander Sutherland: *Theorie und Praxis der antiautoritären Erziehung. Das Beispiel Summerhill*, Reinbek b. Hamburg 1969.

Ders., *Das Geschlechtsleben der Wilden in Nordwest-Melanesien*, Magdeburg 2001.

Nieschlag, Robert; Dichtl, Erwin; Hörschgen, Hans: *Marketing*, Berlin, 2002.

Ortega y Gasset, José, *Der Aufstand der Massen*, Hamburg 1956.

Sinclair, Upton: *The Jungle* (1906) (dt. Der Dschungel 1906), hrsg. von Bjoern Cebulla, München 2010.

Scappi, Bartolomeo: *The Opera of Bartolomeo Scappi. L'arte et prudensa d'un maestro Cuoco* (The Art and Craft of a Master Cook, Venecia 1570). Copyrighted Material: University of Toronto. Press Incorporated 2008. www.utppublishing.com.

Steiner, Rudolf: *Ernährung und Bewusstsein*, Stuttgart 2010.

Ders.: *Welche Bedeutung hat die okkulte Entwicklung des Menschen für seine Hüllen, physischen Leib, Ätherleib, Astralleib und sein Selbst?*, Gesamtausgabe Bd. 145, Dornach 1986, S. 11 ff. (Vortrag vom 20. März 1913).

Weber, Max: *Wirtschaft und Gesellschaft, Grundriss der verstehenden Soziologie*, hrsg. von Johannes Winckelmann, Tübingen 2002.

Zeitschriften und Sonderdrucke

Brigitte Schmid, «Nahrungskultur. Essen und Trinken im Wandel», Heft 4/2002. Hrsg. von der Landeszentrale für politische Bildung: *Auch Heimatliebe geht durch den Magen. Küche und ethnische Identität. Die Ernährungsweisen von Migrantinnen in Deutschland und ihre Veränderung.*

BNN-Magazin, Bundesverband Naturkost Naturwaren (BNN), Herstellung und Handel e.V.

Theodor W. Adorno, «Television as Ideology», *The New Society*, Frankfurt Booklets, (Die neue Gesellschaft – Frankfurter Hefte), Heft 1/1955.

form+zweck. Christoph Schilling: «Nachfrage muss gezüchtet werden. Die Eroberung der Schweizer Küche durch den neuen Brennstoff Gas», Zeitschrift/CD: *form+zweck* 11+12: Ausgabe Reparatur, Zoo, Art Déco, Berlin.

Die Frau im Staat, in Haushalt und Familie. Ein Zahlenbericht aus der amtlichen Statistik, hrsg. vom Bundesministerium für Ernährung, Landwirtschaft und Forsten, Bonn 1960.

Statistisches Jahrbuch 1987 der Deutschen Demokratischen Republik. Herausgegeben von der Staatlichen Zentralverwaltung für Statistik. 32. Jahrgang.

Kontaktadressen

AMI – Agrarmarkt Informations-Gesellschaft mbH
Dreizehnmorgenweg 10
53175 Bonn
Tel. 02 28/3 38 05-0 · www.marktundpreis.de

Arbeitskreis für Ernährungsforschung e.V.
Niddastr. 14
61118 Bad Vilbel
Tel. 0 61 01/52 18 75 · www.ak-ernaehrung.de

GfK-Nürnberg
Gesellschaft für Konsum-, Markt- und Absatzforschung e.V.
Nordwestring 101
90319 Nürnberg
Tel. 09 11/3 95-0 · www.gfk.com

foodwatch e.V.
Brunnenstr. 181
10119 Berlin
Tel. 0 30/28 09 39 95 · www.foodwatch.de

Statistisches Bundesamt
Agrarinformationen: Zweigstelle Bonn
Jasmin Singer
Tel. 06 11|75 86 40
E-Mail: agrar@destatis.de

Ulrike Richter wurde 1962 in Krefeld geboren und ist Mutter von drei Kindern.
Die Diplomsoziologin war lange Jahre als
Chefredakteurin für die Naturkostfachzeit-
schrift *Mahlzeit!* und als Journalistin für
verschiedene Publikationen tätig.

Nach einem Intermezzo als Inhaberin
eines privaten Fernsehsenders (selbstverständlich mit einer Kochshow) leitet sie
neben ihrer journalistischen und publi-
zistischen Arbeit eine Kindertagespflege
in Dresden – natürlich mit kerngesunder
Kinderküche.

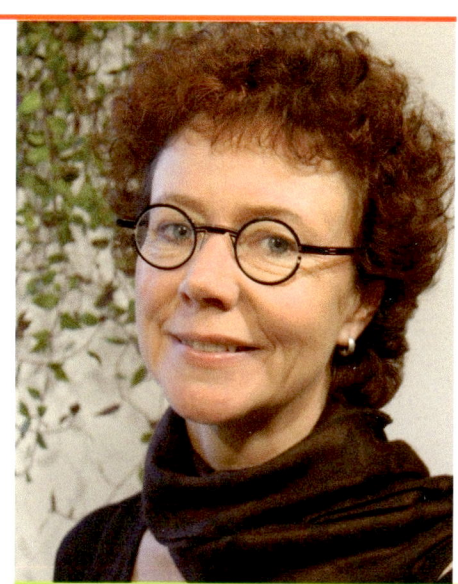

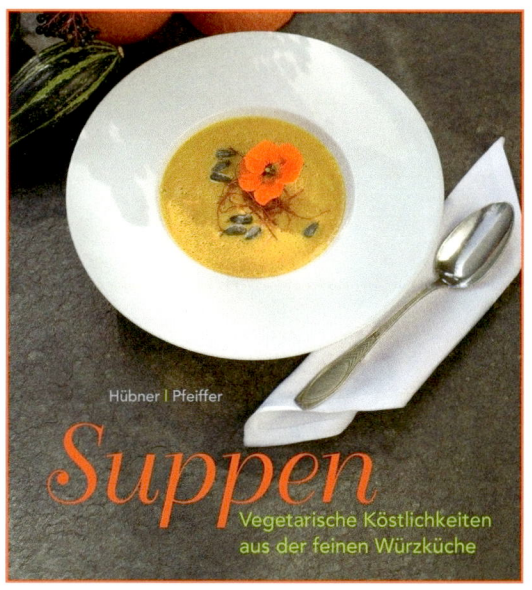

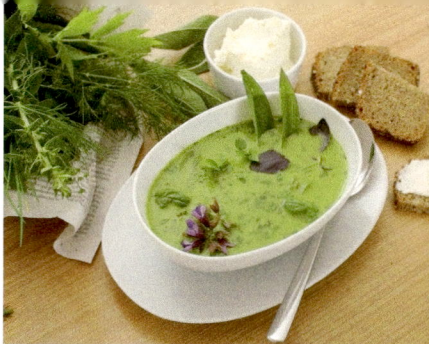

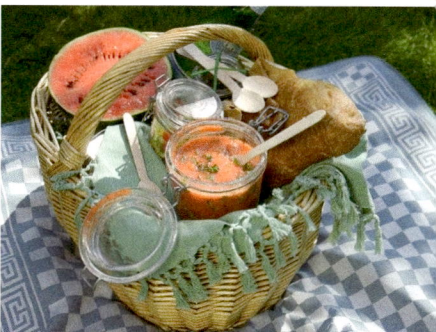

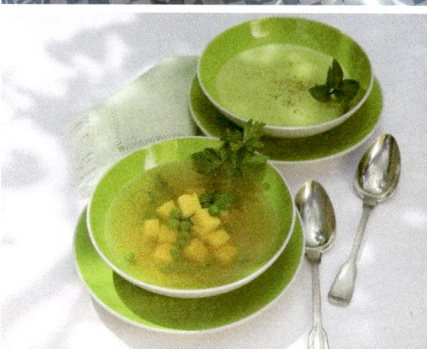

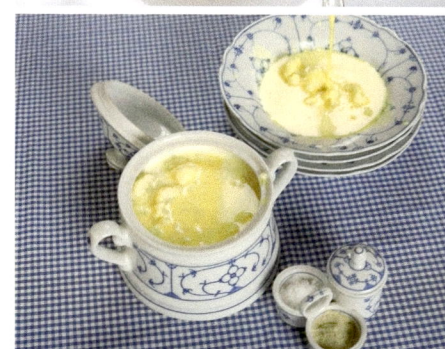

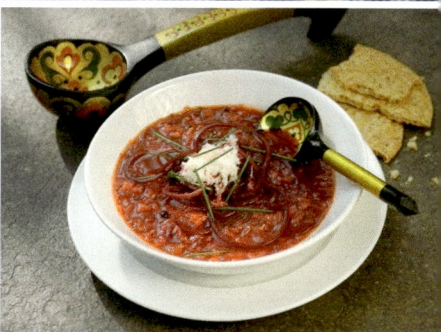

155 Seiten, durchgeh farbig, geb.
ISBN 978-3-7725-2523-0

Bei der Rezeptauswahl aus Barbara Hübners feiner Würzküche – einem Klassiker der Vollwertküche – würde selbst der Suppenkaspar seinen Teller mit Genuss leer essen. Denn ob als Vorspeise, Hauptgang oder sogar als Nachtisch – die zusammengestellten Suppen- und Eintopfgerichte sind köstlich und gesund, klassisch und überraschend. Ulrike und Jürgen Pfeiffer haben zahlreiche der über 70 Rezepte in Szene gesetzt und machen durch ihre Fotos schon beim Blättern Lust zum Nachkochen

Verlag Freies Geistesleben

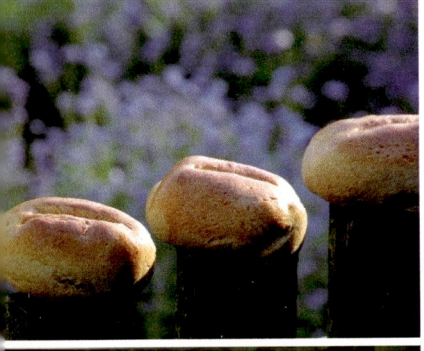
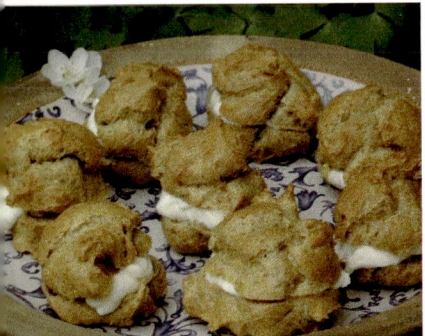
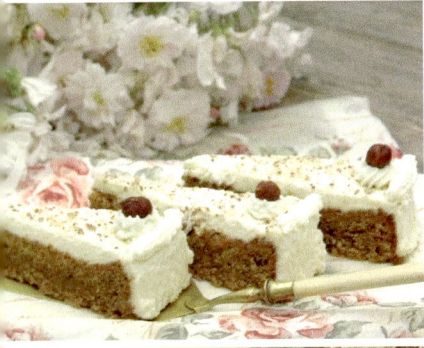
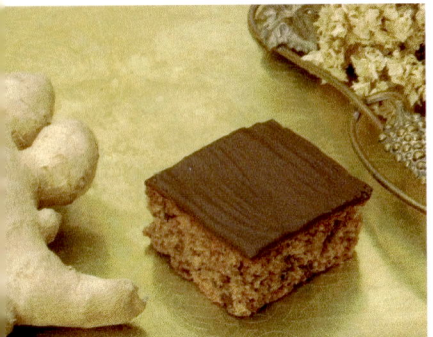
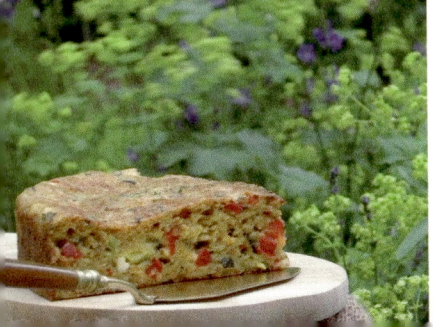

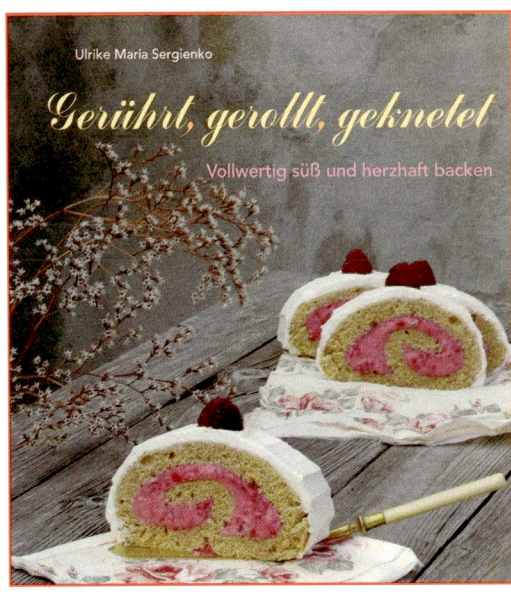

Ulrike Maria Sergienko

Gerührt, gerollt, geknetet

Vollwertig süß und herzhaft backen

252 Seiten, durchgeh farbig, geb.
ISBN 978-3-7725-2524-7

Wenn Wasser und Mehl einander treffen, dann wird – zusammen mit diversen anderen Zutaten – Teig daraus. Wenn die Leidenschaft fürs Backen und kunstvolle Fotos einander treffen, dann wird ein Buch mit klassischen Rezepten und raffinierten Varianten daraus. In *Gerührt, gerollt, geknetet* hat Ulrike Maria Sergienko zahlreiche Vollkornrezepte für Brote, Kleingebäck, Kuchen und Torten mit ihren schärfsten Kritikern – der Familie mit vier Kindern – erprobt und verfeinert und zeigt dabei, dass Backen mit dem vollen Korn gesund, vor allem aber auch köstlich ist.

Verlag Freies Geistesleben